Marcas da Iatrogenia no Discurso de Profissionais em Hospital-Dia

Marcas da Iatrogenia no Discurso de Profissionais em Hospital-Dia

Luís Gustavo Vechi

(co-edição: Marco Editora e Publicação Ltda.)

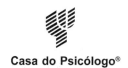

Casa do Psicólogo®

© 2003 Casa do Psicólogo®
É proibida a reprodução total ou parcial desta publicação, para qualquer finalidade, sem autorização por escrito dos editores.

1ª Edição
2003

Editores
Ingo Bernd Guntert e Silésia Delphino Tosi

Produção Gráfica & Capa
Renata Vieira Nunes

Ilustração Capa
Luís Gustavo Vechi

Editoração Eletrônica
Helen Winkler

Revisão Gráfica
Neuza Alves

Dados Internacionais de Catalogação na Publicação (CIP)
(Câmara Brasileira do Livro, SP, Brasil)

Vechi, Luís Gustavo

Marcas da Iatrogenia no discurso de profissionais em Hospital-Dia/ Luís Gustavo Vechi. — São Paulo: Casa do Psicólogo®:
Marco Editora, 2003.

Dissertação (Mestrado) — Instituto de Psicologia da Universidade de São Paulo — USP, 2002.
Orientação: Marlene Guirado.

Bibliografia.
ISBN 85-7396-257-7   (Casa do Psicólogo)

1. Análise do discurso 2. Cuidados institucionais 3. Hospitais-dia 4. Iatrogenia 5. Saúde mental I. Título.

03-4728   CDD- 155.94

Índices para catálogo sistemático:

1. Iatrogenia: Agentes de saúde mental: Análise do discurso: Hospitais-dia: Psicologia institucional   155.94

Impresso no Brasil
Printed in Brazil

Reservados todos os direitos de publicação em língua portuguesa à

Casa do Psicólogo®
Rua Simão Álvares, 1020 Vila Madalena 05417-020 São Paulo/SP Brasil
Tel.: (11) 3034.3600 E-mail: casadopsicologo@casadopsicologo.com.br
site: www.casadopsicologo.com.br

Aos meus pais, Carlos e Edna *(in memoriam)* e

à Thais, minha esposa.

Índice

Agradecimentos 9

Prefácio 11

Introdução 15

Parte I
SAÚDE MENTAL: HISTÓRIA E IATROGENIA 19

1. A Loucura e o Discurso Científico no Brasil: uma Visão Histórica 21

A Loucura antes de ser Objeto do Discurso Científico 23
A Loucura como Objeto do Discurso Científico 24
O Discurso Manicomial 25
O Discurso da Saúde Mental 28
O Discurso da Desinstitucionalização 34

2. Iatrogenia e Saúde Mental 39

A Hipótese de Iatrogenia em Serviço de tipo Hospitalização Integral 40
Barton e a Neurose Institucional: Produção de Patologia "Secundária" ... 41
Goffman e a Carreira Moral do Doente Mental: Produção de Patologia "Secundária" 44
Wing e a Síndrome Institucionalismo: Produção de Patologia "Secundária" 53
Moreira e a Institucionalização: Conservação na Patologia "Primária" 55
Delgado e o Processo Cronificação: Conservação na Patologia "Primária" ... 56
A Hipótese de Iatrogenia em Serviço de tipo Hospitalização Parcial de Hospital-Dia 60
McGrath & Tantam e a Síndrome Institucionalismo: Produção de Patologia "Secundária" 60
Perdinielli & Bertagne e o Processo de Cronificação: Produção de Patologia "Secundária" 63
Valette et al. e o Processo de Cronificação: Produção de Patologia "Secundária" 67
Jimenez e o Processo de Cronificação: Conservação na Patologia "Primária" 69

Wintersteen & Rapp e o Processo de Cronificação: Conservação na Patologia "Primária" 70

Parte II
A HOSPITALIZAÇÃO PARCIAL 75
3. Hospital-Dia: o Serviço em Estudo 77
O Tipo de Serviço Hospital-Dia 77
Estudos sobre o Serviço de Hospital-Dia 82
O Discurso de Agentes de Saúde Mental em Hospital-Dia: uma Proposta de Estudo 85
Foucault e a História da Loucura: O Parâmetro Epistemológico do Estudo 94

4. A Psicologia Institucional: Referência Teórico-Metodológica do Estudo 105
Noção de Instituição 106
Noção de Discurso 107
Noção de Sujeito de Psíquico 111
Análise de Discurso (a.d.): Procedimento da Psicologia Institucional 112

Parte III
IATROGENIA E HOSPITAL-DIA 119
5. Análise do Discurso dos Agentes de Saúde Mental de Hospital-Dia 121
A. Deixar-se Ver a Doença 123
B. Deixar-se Intervir 158

6. As Marcas da Iatrogenia no Discurso dos Agentes de Saúde Mental de Hospital-Dia 185

7. Para Finalizar: a Psicologia Institucional e a Hipótese de Iatrogenia 203

Anexo 1 – Roteiro de Entrevista 211

Anexo 2 – Fichas das Entrevistas 213

Referências Bibliográficas 217

Agradecimentos

À vida, pela oportunidade de fazer este livro.

À estimada professora doutora Marlene Guirado, pela escuta criativa e inúmeras contribuições.

À professora doutora Maria Ruth Gonçalves Pereira, por ter sido a primeira incentivadora da idéia original desenvolvida neste trabalho.

À Thais, minha esposa, pelo amor e paciência.

A meu pai e à minha mãe, pelo carinho e inúmeras sugestões.

À professora Lúcia do Nascimento de Souza Biojone, pela criteriosa revisão.

À Pilar Isabel Travieso e à Lígia Galvão, pela interlocução e prazerosa convivência.

À Vera Rossi e Antônio Augusto Telles Machado, pela amizade e importantes contribuições.

Prefácio

Este livro é a dissertação de Mestrado de Luís Gustavo Vechi, que eu tive o prazer de orientar, no Instituto de Psicologia da Universidade São Paulo (USP).

O tema, como o próprio título indica, é a espinhosa questão da cronificação que as hospitalizações exercem. Mais ainda, é a espinhosa questão da possibilidade de cronificação no contexto dos Hospitais-Dia, que se propõem, hoje, como tratamento institucional que evita os transtornos causados pelas internações em enfermarias de hospitais gerais e/ou em hospitais psiquiátricos.

Uma estratégia de pensamento orientou o estudo e seus resultados: a análise de discurso em uma perspectiva institucional. E uma discreta, mas insistente preocupação política a acompanhou todo o tempo.

Qual e por quê? É simples! Sempre que alguém se dispõe a fazer uma análise de discurso, encontra-se na iminência de produzir críticas e condenações. Pelo menos é o que normalmente acontece com grande parte dos "pássaros apressados" das interpretações. Seria, no mínimo, politicamente incorreto colocar no banco dos réus as práticas de hospitais-dia. Há muitos profissionais e muitas iniciativas de boa qualidade nesse âmbito, buscando respostas ao atendimento em saúde mental que não repitam as já tão bem identificadas atrocidades das instituições totais de custódia.

A literatura especializada e até a imprensa têm contribuído para que, com fortes motivos teóricos, éticos, sociais e políticos, se retirem de cena as "naus de loucos". No Brasil, como Gustavo bem apresenta, os hospitais-dia tiveram e têm um importante papel na consolidação de práticas que apresentem soluções para uma questão social candente como esta. Então... Quanto cuidado é necessário para que não se incorra no equívoco de mover julgamentos e críticas que desconsiderem o contexto e o esforço investido nessa área!

Claro que um estudo só não teria esse alcance. Mas, para quem o conduz e o escreve, é seu compromisso com o próprio trabalho e com os seus propósitos que se... compromete!

Apesar de as preocupações existirem, havia também a certeza de que a análise de discurso que procedemos, por princípio e por teoria, não se confunde com julgamentos e críticas condenatórias. Mas teria de se demonstrar tal distinção.

Foi nessa tensão constante que se produziu este estudo.

O discurso em análise era o de psicólogos e psiquiatras de hospitais-dia, no exercício de atendimento a pacientes em primeira procura pelo serviço, ou, como se costuma arriscadamente dizer, em primeiro surto.

Como dizer que pode ocorrer cronificação se se trata de "primeiro surto"?

É exatamente nesse ponto que reside a contribuição de Gustavo: demonstrar *o modo e em que momento* se dá a *virada* na qual o discurso dos agentes institucionais, à revelia de suas convicções teóricas, culturais e políticas, procede a uma *expectativa de cronificação*, ou melhor, traça um perfil para o paciente antes e depois do contato que mantiveram. É como se o discurso fizesse uma espécie de acabamento, como um arredondamento das arestas, que faz daquela pessoa que apresenta certos sinais um representante do paciente psiquiátrico.

É o *passe de mágica* operando no discurso que está longe de ser desencarnado de práticas e procedimentos a que a pessoa será submetida. Esse discurso, nesses procedimentos e com ares de neutralidade, vai traduzir nos termos que os profissionais atendentes têm o discurso e as diferenças daqueles que os procuram ou a eles são encaminhados.

Há algumas passagens do texto de Gustavo que são absolutamente contundentes na demonstração dos truques dessa mágica, quase não deixando margem, por exemplo, para discordar de algumas idéias célebres de Foucault, como aquelas referentes à *fabricação da loucura*.

Um leitor mais cético com relação a afirmações assim categóricas poderá acompanhar algumas situações e citações exemplarmente esclarecedoras sobre o modo como os procedimentos de recepção e triagem atribuem espaço, na cena enunciativa, àquele que chega e que, a rigor, ainda não tem por si um lugar definido. Tudo indica que o gênero de discurso desse primeiro contato, a entrevista psicológica e/ou psiquiátrica, num caprichoso jogo de expectativas, desencadeia o processo de cronificação. Esse parece ser o seu *starting point* e, expor-se ao atendimento, é a parte que cabe ao cliente/paciente.

Temos em tal enredo uma excelente ocasião para melhor entender o que Foucault chama de *discurso como ato*. Em que pesem suas intenções, teorias e propósitos conscientes de romper com as práticas e preceitos tradicionais de hospitalização e atendimento, os profissionais dos Hospitais-Dia, que foram entrevistados, produzem/repetem nos procedimentos que se tecem como discurso alguns dos males que se dispõem a afastar...

A última afirmação feita nos conduz ainda a algumas das regras de ouro de nosso trabalho com instituições e discursos. Todas elas foram se desenhando com clareza ímpar no texto da dissertação de Gustavo. A título de exemplo: *não há procedimento sem discurso nem discurso sem procedimento*. Outra, ainda nos é muito cara: *a análise de discurso é uma análise desse procedimento encarnado no discurso*.

Tudo o que nas palavras desta *Apresentação* pode exigir um árduo esforço de compreensão por compressão de sentidos e termos, com certeza, será devidamente facilitado pela leitura do texto que segue. Afinal, sempre se diz que os prefácios são muito mais complicados que os livros. Tentei fazer diferente, mas desconfio das minhas possibilidades de sucesso.

De qualquer forma, com muita tranqüilidade, encaminho o leitor às idéias e conclusões deste exigente autor, cujo trabalho guarda relações visíveis com as práticas sociais de cuidado com a saúde e com a teoria e pesquisa na área.

Marlene Guirado
Março/2003

Introdução

No Brasil, a partir do final do século XIX, quando a loucura tornou-se objeto do discurso científico, presenciamos sucessivas reformas na proposta terapêutica que passou a receber do Estado.

No fim da década de 1980, as mudanças na assistência pública à saúde mental ganharam especial importância com a introdução dos serviços intermediários de tipo hopistalização parcial. Além do hospital psiquiátrico, que oferecia a internação integral, e do Ambulatório, único estabelecimento extra-hospitalar, passamos a contar com um serviço denominado de Hospital-Dia.

O Hospital-Dia foi organizado de uma maneira distinta dos estabelecimentos existentes até então. Com um regime de semi-internação, permitiu um cuidado intensivo da pessoa, mas sem que essa se retirasse dos contextos familiar e comunitário. O vínculo com a vida fora do espaço de tratamento foi preservado e valorizado, ao contrário dos estabelecimentos asilares.

Não foi apenas a organização desse serviço que se direcionou para favorecer a permanência da clientela na comunidade, mas também a sua proposta terapêutica. Nessa proposta, valorizou-se o trabalho multiprofissional e a substituição das ações prisionais agressivas por procedimentos terapêuticos que resgatassem o usuário como pessoa e cidadão.

No entanto, como afirma Amarante (1996, 1998a, 1998b), teórico brasileiro da área da saúde mental, a introdução de um novo serviço, como o Hospital-Dia não impede a possibilidade de que esse reproduza mecanismos manicomiais, que estão associados à iatrogenia.

Baseado na proposta de desinstitucionalização italiana de Franco Basaglia, Amarante (1996, 1998a, 1998b) esclarece que a desospitalização é uma etapa importante na mudança da assistência psiquiátrica brasileira, mas que não corresponde à sua totalidade. Todavia, não é suficiente mudar a organização dos serviços, implementando-os na comunidade, pois há que se considerar e transformar o âmbito institucional que possuem.

Dentre outras possibilidades, em um serviço de saúde mental, o âmbito institucional pode ser restringido pela forma como a clientela é definida no discurso que nele é praticado. Essa definição, juntamente com os procedimentos terapêuticos que sustenta, pode favorecer o resgate da cidadania e da inserção social do usuário ou, ao contrário, o seu asilamento.

Motivados pelo questionamento sobre a possibilidade de iatrogenia em Hospital-Dia e pela necessidade de melhor conhecermos o âmbito institucional desse tipo de estabelecimento em saúde, publicamos nossa dissertação de mestrado, que teve como tema esse tipo de serviço. Essa publicação justifica-se, principalmente, porque o assunto foi desenvolvido com uma proposta metodológica, ainda não utilizada na bibliografia a seu respeito: a leitura institucional.

Estudamos o Hospital-Dia, mediante o discurso, produzido por agentes de saúde mental, psicólogo e psiquiatra. Em termos específicos, analisamos os discursos desses agentes a respeito do diagnótico e do prognóstico da clientela de Hospital-Dia, sem histórico de patologia nem de tratamentos psiquiátricos anteriores.

Com essa leitura, o discurso não foi entendido como representação de uma realidade patológica da clientela, mas sim em sua gênese institucional, isto é, os discursos a respeito do diagnóstico e do prognóstico foram, prioritariamente, compreendidos como produtos de um *engenho instituinte*, gerado no próprio discurso dos agentes de saúde mental ao falarem a respeito do tratamento da clientela.

Levantamos uma discussão sobre a iatrogenia nesse tipo de estabelecimento. Ao considerarmos autores que propõem uma relação entre iatrogenia e discurso, sustentamos a discussão que fazemos no livro. Mas, o discurso ganhou importância nessa discussão, por causa da leitura institucional que o define como ato, como uma das matrizes de constituição subjetiva.

Alguns termos apresentados acima, como leitura institucional, discurso, instituição e constituição subjetiva não foram definidos e explicitados adequadamente. Deixamos para esclarecê-los no decorrer do livro que foi dividido em três partes que são, por sua vez, compostas de sete capítulos, organizados da seguinte forma:

Na primeira parte, por meio de dois capítulos, discorremos sobre o assunto iatrogenia na assistência em saúde mental. No primeiro capítulo, fizemos uma retrospectiva histórica a respeito do processo pelo qual a loucura se tornou e se manteve como objeto do discurso científico no Brasil. No segundo, apresentamos autores que desenvolveram a hipótese de iatrogenia para a área da saúde mental.

Na segunda parte, em dois capítulos, propusemos o estudo sobre o tema Hospital-Dia e iatrogenia. No terceiro capítulo, caracterizamos esse tipo de serviço e fizemos uma proposta para investigá-lo. A forma e os parâmetros teóricos, utilizados para desenvolvermos a referida intenção de estudo, foram expostos no quarto capítulo.

Na última parte, mediante os resultados da pesquisa, discutimos o assunto Hospital-Dia e iatrogenia. No quinto capítulo, mostramos o produto da pesquisa e, no sexto e sétimo, não só identificamos marcas da iatrogenia no discurso, produzido nos serviços estudados, mas também articulamos uma hipótese para a investigação da iatrogênese, a partir das contribuições teóricas da Psicologia Institucional. No capítulo final, sugerimos ainda alguns procedimentos no atendimento prestado no referido tipo de estabelecimento em saúde.

PARTE I

SAÚDE MENTAL: HISTÓRIA E IATROGENIA

1. A Loucura e o Discurso Científico no Brasil: uma Visão Histórica

> *Depois desse momento heróico de constituição do alienismo a história da psiquiatria tem sido a repetição incansável do mesmo mito das origens, onde a psiquiatria se apresenta modelada em outros instrumentos tecnológicos e podendo então finalmente realizar o seu projeto originário. Repetição não apenas dos fundamentos da razão alienista, bem entendido, mas também de sua eterna ruptura com a barbárie da pré-história da psiquiatria. É entre a repetição do mesmo e o eterno retorno do antes que se teceram os fios onde se rearticulam (...) os discursos da história da psiquiatria. Com efeito, os momentos cruciais que caracterizaram as diversas tentativas de transformação do saber psiquiátrico (...) procuraram sempre inscrever-se nesse mito das origens, como se estivessem restaurando o sonho inaugural da razão psiquiátrica e realizando novamente a ruptura com o universo das trevas (...) Por isso mesmo o dispositivo psiquiátrico não se transformou nos seus fundamentos e dessa maneira enfatizou-se o lugar simbólico designado para a loucura na tradição ocidental desde o final do século XVIII.* (Birman, 1992, p. 83).

O presente capítulo tem como objetivo apresentar uma retrospectiva histórica a respeito do processo no qual a loucura, ao ser restringida como doença mental, se tornou e se mantém como objeto do discurso científico no Brasil. Para discorrermos a respeito do tema, dividimos o capítulo em dois itens, em que apresentamos a loucura antes de ser objeto do discurso científico e a loucura como objeto do discurso científico[1].

Loucura e doença mental não são sinônimos, pois designam duas formas diferentes de circunscrevermos a experiência da não-razão no decorrer da história. Recorremos a Foucault (1972) para precisarmos esses dois termos. O termo loucura é utilizado para definir uma condição humana, na qual a enunciação do que se define como não-razão, é reconhecida como verdade. Essa enunciação está relacionada à expressão de âmbitos da realidade, que não eram próprios ao campo do que reconhecia-se como razão, como o caos do mundo, a transcendência do divino, o lado sombrio da natureza e do homem e a morte.

O segundo termo, por sua vez, refere-se a circunscrição da não-razão como patologia de ordem mental no discurso científico. A razão normatiza a existência ao definir um padrão de trabalho, de afeto e de sexualidade que falta à experiência da loucura. Nessa acepção, a não-razão perde a legitimidade de enunciação, pois é capturada pela razão, que a expulsa do campo reconhecido como verdade. O campo racional captura a experiência da loucura para modificá-la, aproximá-la do que ele define como verdade. A noção de doença mental foi (e é) a estratégia discursiva fundamental nesse processo. (Foucault, 1972).

Essa mudança na forma de compreensão da não-razão ocorreu na Europa, como descreve Foucault (1972) e, como atestam os autores apresentados no texto, também no Brasil. Apesar da referida mudança não se restringir apenas às duas formas extremas de definição, apresentadas acima, as tomamos como referência, pois elas fazem o esclarecimento necessário a respeito dos termos loucura e doença mental, para a leitura desse capítulo.

---

[1] Essa retrospectiva não se pretende completa, na medida em que está limitada ao ângulo empregado pelos autores considerados para apresentá-lo. Os dois principais autores utilizados para a elaboração do capítulo, Portocarrero (1990) e Amarante (1996, 1998b) encontraram em Foucault uma de suas fundamentais referências.

A Loucura antes de ser Objeto do Discurso Científico

No Brasil, do século XVI ao início do século XIX, a loucura se fez presente no convívio social, sendo apenas eventual e temporariamente encarcerada nas prisões públicas da época. (Resende, 1990).

A partir do início do século XIX, todavia, a loucura tornou-se mais de perto objeto do discurso religioso que, em associação com o governo, progressivamente a retirou do contexto social, encerrando-a nas celas fortes dos porões de hospitais das Santas Casas de Misericórdia, e nas prisões públicas.[2] (Figueiredo, G.R.; 1996).

Nesse contexto, segundo Resende (1990), a loucura começou a ser reconhecida como desordem,

> ...ociosidade, perturbação da paz social e obstáculo ao crescimento econômico, estão aí as mesmas circunstâncias sociais que, alguns séculos antes [nos séculos XVII e XVIII], determinaram na Europa, o que Foucault qualificou de "o grande enclausuramento"; as diferenças residem apenas nas causas estruturais, aqui e lá, e que não foram poucas. (p. 35).

Nas Santas Casas, a loucura era objeto de suporte espiritual e de correção moral; o que prevalecia, no entanto, eram os maus tratos, a repressão física (castigos e surras) e a falta de condições de higiene, o que condenava a maioria dos loucos à morte. (Medeiros, 1977).

Dessa forma, nessa época, de acordo com Figueiredo, se "...alguma política recaiu sobre o doente mental (...) esta foi a do controle social..." (1996, p. 169). Foi nesse período de nossa história, que se

---

[2] Enquanto, no Brasil do início do século XIX, a loucura era objeto do discurso religioso associado ao governo, na Europa, como alguns autores demonstraram (Birman, 1978, 1992; Foucault, 1972), ela já era objeto de domínio do discurso científico médico-psiquiátrico. Em 1793, Pinel havia assumido Bicêtre, em Paris; em 1789, Chiarugi o Hospital Bonifácio, na Itália e Tuke, em 1792, na Inglaterra.

iniciou a exclusão social da loucura, isto é, o processo, por intermédio do qual, ela foi progressivamente desabitando o contexto social para ser confinada a lugares específicos. (Machado *et al.*, 1978).

A Loucura como Objeto do Discurso Científico

Em meados do século XIX, o primeiro manicômio brasileiro, com o nome de Hospício Pedro II, foi inaugurado no Rio de Janeiro, capital do Império. Apesar da presença de médicos nesse manicômio, o seu controle ainda permanecia nas mãos dos religiosos da Santa Casa. (Teixeira, 1997).

Após a proclamação da República, no fim do século XIX, por meio do discurso científico médico-psiquiátrico[3] associado ao Estado, a loucura foi tomada do discurso religioso. Com isso, ela passou a ser gerenciada pelo discurso científico em serviços médicos especializados que foram sendo introduzidos. (Teixeira, 1997). A possibilidade de ela se tornar objeto do discurso científico estava relacionada a um contexto no Ocidente progressivamente marcado pela

> ...demanda de um novo homem, que será regulado nas suas ações e pretensões por uma nova Moral. Esta se inscreve nos códigos jurídicos, nas regras institucionais, no surgimento de novas instituições, nos discursos científico e filosófico. (Birman, 1978, p. 11).

Birman esclareceu que a "...Medicina mental emerge, como uma nova instituição social e como um discurso com pretensões científicas, neste momento de reorganização sociomoral do *sujeito*. [grifo do autor]." (1978, p. 11).

---

[3] Nesse momento, o discurso científico confundia-se com o médico-psiquiátrico. Contudo, como veremos no decorrer do capítulo, outras disciplinas agregaram-se à proposta médica de gerenciamento da loucura a partir de meados do século XX.

Considerando Portocarrero (1990) e Amarante (1996, 1998a, 1998b), delimitamos três fases[4] para o processo no qual a loucura foi introduzida e mantida como objeto do discurso científico no Brasil. Entre outros fatores, essas fases foram caracterizadas por esses autores ao levarem em conta as tendências discursivas predominantes de cada época: o *discurso manicomial*, o *discurso da saúde mental* e o *discurso da desinstitucionalização*. A primeira e a segunda fases foram teorizadas por Portocarrero (1990) enquanto a terceira e última delas por Amarante (1996, 1998a, 1998b). Apresentamos as três diferentes fases do referido processo, considerando as três tendências discursivas dominantes que o marcaram[5].

O Discurso Manicomial

O discurso manicomial que vigorou no Brasil a respeito da loucura, de meados do século XIX a meados do século XX, foi aquele que a introduziu na contingência de se tornar objeto do discurso científico médico-psiquiátrico no país. Esse discurso propunha substituir o gerenciamento religioso da loucura, na época identificado como primitivo e desumano, por uma assistência que, baseada em valores humanitários e legitimados pela ciência, garantisse o bem-estar e a terapêutica do louco. (Teixeira, 1997).

O discurso em questão se fez da hegemonia do discurso médico, representado principalmente pela Psiquiatria que se pretendia biológica. Por intermédio dele, foi introduzida uma das noções fundamentais para o processo de apropriação da loucura como seu objeto: a *noção de doença mental*. (Portocarrero, 1990).

---

[4] Com o desenrolar dessas fases, ocorreram as três etapas da reforma psiquiátrica contemporânea no Brasil. A primeira e a segunda etapas no período do discurso da saúde mental e a terceira no período do discurso da desinstitucionalização. (Amarante, 1998b).

[5] Além de Amarante (1998a, 1998b) e de Portocarrero (1990), consideramos outros autores que complementam as suas proposições.

Com a noção de doença mental no discurso científico, a loucura passou a ser definida como patologia mental, gerada por causas de ordem moral ou somática, dependendo da referência teórica utilizada. (Portocarrero, 1990). A medicina se tornou então a instância definidora do estatuto do louco, como doente e como incapaz; portanto, como sujeito a ser tratado e protegido. (Machado *et al.*, 1978). Aliás, apenas "...quando foi constituída uma inteligibilidade capaz de apreender e identificar a loucura como doença é que a psiquiatria foi viável." (Venancio, 1990, p. 40).

Nessa época, a loucura definida como doença passou a ser alvo de alguns procedimentos em serviços médicos especializados (psiquiátricos), que tinham o propósito de viabilizar a "eliminação" da condição patológica, tornando possível a cura. (Portocarrero, 1990). Com o discurso médico se "...inscrevia a experiência da loucura na ordem das perturbações físico-morais passíveis de serem tratadas e curadas: uma perturbação (...) fundamentada no pressuposto da curabilidade..." (Venancio, op. cit. p. 61).

O serviço especializado predominante foi aquele de tipo hospitalização integral de longa internação. (Portocarrero, 1990). Todavia, esse tipo de serviço recebeu várias formas como: o "manicômio pineliano", introduzido em meados do século XIX e o "manicômio colônia", proposto no fim do século XIX. (Amarante, 1998b). Apesar da hegemonia dos serviços de tipo hospitalização integral, na década de 1940 do século XX, surgiu o primeiro Ambulatório no Brasil e, na década de 1960, chegou a dezessete. (Resende, 1990).

Embora houvesse a promessa de cura da doença mental pelos serviços especializados, parte da clientela a eles submetida se mantinha no que se reconhecia como estado patológico. Essa realidade obrigou o discurso científico a fazer alguns "ajustes" em sua trama de noções a fim de poder se manter em cena, apesar da impossibilidade de cura para grande parte da clientela. (Venancio, 1990).

Um dos "ajustes" foi produzido mediante a *noção de doença mental crônica* formulada no discurso científico. Por intermédio dessa noção, a impossibilidade de cura, ou seja, a *perspectiva de cronicidade da patologia* foi instituída, mas de um modo que não permitiu descartar-se a necessidade de tratamento. (Venancio, 1990).

> Surgia a figura do *crônico* que continha a especificidade de conciliar o princípio universal da curabilidade com a incurabilidade de fato. (...) E a cronicidade era expressão exatamente da maneira específica da alienação [definição de doença mental naquela época] perdurar no tempo em confronto com a idéia *a priori* da curabilidade. [grifo da autora] (id., pp. 61, 62).

Como podemos observar, com a perspectiva de cronicidade associada à noção de doença mental, pôde-se legitimar a manutenção do discurso científico no gerenciamento da loucura, a despeito da impossibilidade de cura e da conservação no que se reconhecia por patologia. Além disso, foi produzida uma definição para a loucura que a introduzia na antecipação de continuidade de utilização dos serviços médicos psiquiátricos da época, porque era reconhecida como patologia irreversível. (Venancio, 1990).

Apesar das reformas que ocorreram sob a égide do discurso manicomial, buscando fazer valer os princípios da cientificidade e dos valores humanitários no processo de apropriação da loucura como objeto do discurso científico, o louco não saiu do "encarceramento". O gerenciamento científico da loucura com o discurso manicomial correspondeu, em grande parte, à exclusão e à tutela social da loucura. (Portocarrero, 1990).

Nos serviços de tipo hospitalização integral de longa duração do fim da década de 1950 do século XX havia "Superlotação, deficiência de pessoal, maus tratos, condições de hotelaria tão más ou piores do que nos piores presídios, a mesma situação (...) [de] quase cem anos antes." (Resende, 1990, p. 55).

Para se ter uma idéia,

Ao fim da década de 50 a situação era caótica: o Juqueri abrigava 14 a 15 mil doentes. O mesmo ocorre em Barbacena, onde 3.200 enfermos "desdobram em verdadeira pletora" e com o Hospital São Pedro, de Porto Alegre, que acolhia mais de 3.000 e só tinha capacidade para 1.700; os hospitais colônias de Curitiba e Florianópolis, de construção relativamente recente, já atingiam, cada um, a casa dos 800 pacientes, sem que suas instalações comportassem a metade dessa cifra. (id., p. 54).

O Discurso da Saúde Mental

De meados do século XX até a década de 1980, prevaleceu o discurso da saúde mental instituído como um discurso que propunha a suplantação do discurso manicomial para concretizar, de uma vez por todas, a cientificidade e a humanização do tratamento no processo de gerenciamento da loucura. (Portocarrero, 1990).

Esse discurso teve algumas bases, isto é, matrizes para se constituir e, dentre elas, podemos destacar a Comunidade Terapêutica, a Psicoterapia Institucional, a Psiquiatria Comunitária, a Psiquiatria Preventiva, a Psiquiatria de Setor, entre outras. Além disso, contou também com as discplinas Psicologia, Psicanálise, Sociologia, Antropologia, Estatística e Administração. (Portocarrero, 1990).

A noção de doença mental permaneceu no discurso científico, mas passou a ser definida não apenas do ponto de vista somático ou moral, mas também de uma perspectiva multicausal denominada de biopsicossocial, que se pretendia representativa da totalidade da pessoa. (Portocarrero, 1990).

Nas décadas de 1980 e de 1990, no entanto, a Psiquiatria Biológica ressurgiu com grande força, propondo novamente uma perspectiva eminentemente somática a respeito da doença mental. A Psiquiatria Biológica ganhou novo fôlego, principalmente, em conseqüência dos avanços científicos que lhe permitiram se aproximar da clínica médica, tais como: novos psicofármacos, exames com ressonância nuclear magnética, tomografia por emissão de pósitrons e de fóton simples, mapeamento da atividade elétrica cerebral, descrição de novos receptores do sistema nervoso central, entre outros. Essa perspectiva somática da doença mental trouxe uma maior valorização do tratamento médico pautado na psicofarmacologia, processo que tem sido denominado de "remedicalização da Psiquiatria". (Serpa Jr., 1992).

Apesar dessa tendência somática de limitação da patologia, a sua multicausalidade ainda foi proposta, seguindo-se o tratamento prescrito com procedimentos específicos que abarcassem a dimensão biopsicossocial. O objetivo fundamental do tratamento era a produção de saúde mental e não apenas a assistência ou a cura da patologia, como no discurso manicomial. A produção de saúde mental era circunscrita prioritariamente como adaptação social. (Portocarrero, 1990).

A família da clientela atendida, antes afastada do tratamento, passou a fazer parte de sua terapêutica. (Portocarrero, 1990). E, apesar de o discurso científico, bem como o governamental proporem serviços especializados de tipo hospitalização parcial, aqueles de tipo hospitalização integral de longa internação ainda permaneceram hegemônicos no Brasil dessa época. (Campos, 1986).

No discurso da saúde mental, foi introduzida a *hipótese de iatrogenia*, que atribuía aos serviços de saúde mental o efeito de favorecer a conservação da clientela no que se reconhecia como patologia. Isto é, por meio da hipótese de iatrogenia a condição patológica da clientela passou a ser entendida como um produto que, em alguma medida, decorreria da ação de um ou de vários fatores presentes no processo de tratamento. (Portocarrero, 1990; Venancio, 1990).

Para definirmos essa hipótese, consultamos a referências técnicas Academic Press Dictionary of Science and Technology (1992), Caplan & Caplan (2001), Dorland's Illustrated Medical Dictionary (1994), Stedman's Medical Dictionary (1996).[6]

---

[6] Na literatura científica, a iatrogenia não é um tema restrito ao tratamento oferecido na área da saúde mental, pois aplica-se também às terapêuticas da saúde em geral. Contudo, a exposição e a discussão sobre o referido tema nesse livro estão restritas ao nosso foco de interesse, ou seja, o tratamento em saúde mental.

Nessas referências técnicas, identificamos que a palavra *iatrogenia* é de origem grega. O elemento de composição *iatro* vem de "iatrós" e exprime a idéia de médico e de relativo à medicina; enquanto o sufixo *genia* significa origem e formação. A *iatrogenia é apresentada como uma palavra utilizada no campo científico da saúde, para definir a possibilidade de se produzir condição patológica à clientela no processo de tratamento. Isto é, trata-se de uma palavra empregada para indicar a possibilidade de existir a produção de efeito adverso ao terapêutico à clientela, durante o processo de tratamento.*

Essas fontes técnicas (Academic Press Dictionary of Science and Technology, 1992; Caplan & Caplan, 2001; Dorland's Illustrated Medical Dictionary, 1994; Stedman's Medical Dictionary, 1996) indicam também que essa palavra foi inicialmente usada no campo da saúde, a fim de designar uma condição patológica da clientela que era produzida pela auto-sugestão do exame e da forma de agir médicos.[7]

No Brasil, mediante essa hipótese de iatrogenia, o Ambulatório e os serviços de tipo hospitalização integral na área de saúde mental passaram, dessa forma, a ser vistos em seu potencial de produção de efeito adverso ao terapêutico proposto. Explicando melhor, a suposta tendência natural de "conservação", no que se reconhecia como patologia contida na perspectiva de cronicidade, passou a ser também reconhecida como um processo produzido no próprio tratamento por intermédio da hipótese de iatrogenia. (Portocarrero, 1990; Venancio, 1990).

Essa hipótese circunscrevia a possibilidade de produção de iatrogenia nos serviços de tipo hospitalização integral de longa duração por causa de algumas de suas características prisionais: isolamento social, longa permanência, maus tratos, entre outras. Ela foi

---

[7] No presente livro, essa é a definição adotada para circunscrevermos o que entendemos por hipótese de iatrogenia. No segundo capítulo, apresentamos estudos sobre a hipótese de iatrogenia em serviço de saúde mental que mantêm a idéia central da definição de iatrogenia mostrada neste momento. Isso quer dizer que, apesar das diferenças que possam existir nas acepções de iatrogenia desses estudos, eles mantêm a noção de *que a iatrogenia é o efeito, produzido à clientela durante o tratamento, que é adverso ao terapêutico, isto é, produtor de uma condição não reconhecida como saudável, mas sim como patológica.*

sustentada no discurso da saúde mental no Brasil, principalmente, por se pautar pelas idéias defendidas por Basaglia e Goffman. (Portocarrero, 1990; Venancio, 1990).
De acordo com Delgado (1991),

> ...Goffman, cujo "Asylums" só foi traduzido no Brasil no início dos anos 70, passou a fornecer a argumentação que sustentava, descritivamente, o impacto do hospital psiquiátrico sobre a evolução clínica (...) do paciente. A evolução deixava de pertencer à "história natural" da loucura medicalizada para ser imputada à própria rotina do cuidado institucional. (p. 119).

Como exemplo da utilização da hipótese de iatrogenia nessa segunda fase do processo de gerenciamento científico da loucura, encontramos a dissertação de mestrado de Moreira (1983), que a desenvolveu para serviços de tipo hospitalização integral de longa duração no fim da década de 1970 em Minas Gerais.

No contexto discursivo, marcado pela hipótese de que o serviço especializado pode ser produtor de efeito iatrogênico, o discurso da saúde mental no Brasil foi firmado como possibilidade de "...resolver problemas derivados da própria prática assistencial, sobretudo a *iatrogenia* e a *cronificação* institucional. [grifos nossos]" (Portocarrero, 1990, p. 2).

Nessa época, algumas proposições foram feitas por agentes de saúde mental do Movimento dos Trabalhadores de Saúde Mental, que precipitaram a segunda etapa[8] da reforma psiquiátrica contemporânea no Brasil, ocorrida do início a meados da década de 1980 sob a égide do discurso da saúde mental. (Amarante, 1998b).

---

[8] Entre os anos de 1978 e 1980, tivemos a primeira etapa da reforma psiquiátrica contemporânea no Brasil. A Psiquiatria Democrática de Franco Basaglia era uma das principais referências teóricas utilizadas no discurso dessa primeira etapa de reforma. O pensador Michel Foucault também foi outra importante referência. Essa primeira etapa, contudo, durou muito pouco, pois foi interceptada pela segunda que praticamente marcou, de forma hegemônica, quase todo o período de predomínio do discurso da saúde mental. Nessa segunda etapa de reforma, o discurso foi de caráter sanitarista, baseado principalmente na Psiquiatria Preventiva e Comunitária. (Amarante, 1998b).

As proposições acabaram por se resumir a soluções de cunho sanitarista: controles epidemiológicos, padrões de atendimento, sistemas de referência e de contra-referência entre serviços, entre outros. A otimização de recursos, principalmente daqueles de ordem administrativa, foi o caminho escolhido para se reverter o quadro de superlotação, ineficiência e iatrogenia em que se encontravam os serviços da época. Para se ter uma idéia, o item hotelaria (abrigar e vestir bem o doente) era mais importante do que a qualidade terapêutica e de pessoal para o credenciamento de serviços à rede pública. Pouco foi considerado a respeito da qualidade de relação entre usuário e profissional e muito sobre estatísticas de populações, organização de serviços, entre outros. (Amarante, 1998b).

Apesar das proposições que foram feitas e de algumas modificações concretas como a introdução da moderna psicofarmacologia, os recursos da Previdência Social estavam destinados prioritariamente à compra de serviços hospitalares privados que não acatavam as instruções normativas do INPS. Além disso, os investimentos nos serviços públicos não eram significativos, a rede de hospitais públicos não tinha como desenvolver uma política própria e a Previdência Social estava completamente dominada pela iniciativa privada, que não permitia o avanço de programas considerados não-hospitalizantes. (Amarante, 1998b).

As internações nos serviços de tipo hospitalização integral ainda eram demasiado longas, sendo que, em grande parte deles, predominavam os maus tratos, a ausência de intervenções terapêuticas, condições precárias de hotelaria, superlotação, incapacitação da mão-de-obra. (Resende, 1990). O Ambulatório, único serviço de tipo "extra-hospitalar", foi pouco enfatizado, na medida em que funcionava apenas como ponte para a internação e, por isso, em nada alterou o ciclo internação-alta-internação. (Portocarrero, 1990).

"Ao lado de tentativas de mudança nas instituições asilares, e, sobretudo, da busca de 'desconstrução' do asilo (baseada nos princípios da psiquiatria comunitária, social (...), permanece quase inalterada a estrutura de atendimento." (Portocarrero, 1990, p. 184). A característica comum a todas as experiências de serviços comunitários no Brasil foi "...a sua marginalidade. São experiências locais, referidas a um ou outro serviço, a um ou outro grupo. Tão à margem das propostas e dos investimentos públicos efetivos, que suas memórias são de difícil, senão de impossível resgate." (Amarante, 1998a, p. 79).

> As reformulações psiquiátricas encontradas na Europa e nos EUA são levadas em consideração diante do quadro trágico encontrado em todas as instituições brasileiras especializadas em Saúde Mental. Contudo, reduzem-se a uma aplicação prática nula – ou simplesmente restrita a uma pequena elite "reformadora" ou "inovadora" – quando se trata de Saúde Pública. (...) Conservam-se (...) instituições coercitivas, de intervenções diretas e freqüentemente violentas por parte do poder do Estado, no sentido de impedir que práticas diferentes se exerçam de imediato (...) a prática psiquiátrica permanece prevalentemente clássica [manicomial]..." (Portocarrero, 1990, pp.75, 163, 167).

Os serviços especializados continuaram, como naqueles característicos do discurso manicomial, a representar quase que exclusivamente o "encarceramento", desempenhando a função de exclusão e de tutela social da loucura.[9] (Portocarrero, 1990). O "...Estado foi, certamente, o grande idealizador das propostas para uma política de saúde mental. Isso não significou, entretanto, a efetivação das mesmas." (Venancio, 1990, p. 110).

As modificações introduzidas com o discurso da saúde mental foram suficientemente estratégicas para manter a psiquiatria no cenário social, mas rasas para uma real transformação no processo de gerenciamento científico da loucura. (Portocarrero, 1990).

---

[9] "A formulação da existência dessa continuidade não implica absolutamente o reconhecimento da produção de algumas descontinuidades, mas estas se inscrevem na periferia..." (Birman, 1992, p. 83).

Desse modo, sob a égide do discurso da saúde mental se

>...apresenta a partir de novas justificativas "científicas", (...) uma prática assistencial que permanece essencialmente a mesma – asilar, tutelar e custodial – mas que já não se sustenta sem uma mudança em seu discurso e, até certo ponto, de sua ação, na medida em que é deflagrado o seu comprometimento com uma função *iatrogênica* e *cronificadora*. [grifos nossos] (id., p. 190).

O Discurso da Desinstitucionalização

Já no fim da década de 1980, o Brasil encontrava-se com uma nova tendência discursiva: o discurso da desinstitucionalização, que foi basicamente constituído pelo discurso médico italiano da Psiquiatria Democrática, bem como pelo de outras disciplinas[10]. (Amarante, 1998b).

Essa tendência discursiva foi sendo introduzida com o movimento social que constituiu a terceira etapa da reforma psiquiátrica contemporânea brasileira, movimento encabeçado, assim como ocorreu na segunda etapa da reforma psiquiátrica, pelo Movimento dos Trabalhadores em Saúde Mental. (Amarante, 1998b).

Os que fizeram parte dessa terceira etapa da reforma apontaram a superficialidade das proposições, como também a ausência de modificações efetivas no discurso da saúde mental. Esse movimento introduziu uma nova abordagem crítica a respeito do gerenciamento da loucura, que passou a ter como objeto de modificação o próprio discurso científico. (Amarante, 1998b).

---

[10] Nessa época, Foucault, Basaglia, entre outros, foram reinseridos no discurso a respeito da assistência à saúde mental. Esse procedimento permitiu a substituição do discurso relacionado à tendência sanitarista do movimento de reforma anterior. Os Hospitais-Dia começaram a ser introduzidos e difundidos na assistência pública à saúde mental no Brasil, e os serviços de tipo internação integral reformulados.

Se, nos discursos anteriores, as reformas propostas limitavam-se à otimização de recursos, visando à aproximação do processo de gerenciamento da loucura, do que se reconhecia como científico e humanitário, no discurso da desinstitucionalização, propôs-se tomar o próprio discurso científico, fundador do referido processo, como alvo de avaliação crítica. (Amarante, 1998b).

Com esse movimento, passou-se a considerar que

...não bastam as medidas racionalizadoras, de princípios de boa gestão administrativa, de diagnóstico comunitário, de hierarquização, de descentralização de serviços, de regionalização, de sistemas de referência e contra-referência, de participação comunitária e assim por diante, se não se operam mudanças na natureza do saber que se exercita no que se está conceituando como *ato de saúde*. [grifos dos autores] (Amarante & Giovanella, 1998, p. 139).

Os envolvidos nesse processo de reforma difundiram, assim, a abordagem crítica a respeito do discurso científico, como etapa importante para a produção de efetivas mudanças na situação da loucura no Brasil. (Amarante, 1998b). Propôs-se, assim, tomar, dentre outras, a secular noção de doença mental do discurso científico como objeto de (des) construção. Essa noção passou a ser questionada naquela acepção que a considerava como representação de "...algo que está no corpo ou no psiquismo de uma pessoa."[11] (Rotelli, 1990, p. 90). A noção de doença deixou de ser reconhecida como representação de "...um ser puramente biológico – na dimensão psíquica do biológico, nem sociológico, produto do meio social." (Luz, 1998, p. 89). Essa noção foi percebida "...antes de tudo, [como] construção política e teórica, institucional e científica." (id., p. 89).

---

[11] Apesar dessa tendência no movimento da reforma psiquiátrica, na década de 1990, houve a continuidade do fortalecimento da Psiquiatria Biológica e, assim, o avanço na tendência de circunscrever a doença mental a partir de uma compreensão eminentemente biológica. Essa compreensão da doença mental trouxe um reforço na valorização do tratamento médico pautado na psicofarmacologia. (Serpa Jr., 1992).

Alguns estudos acadêmicos, baseados em vertentes metodológicas distintas, entraram em sintonia com a abordagem crítica a respeito do discurso científico, proposta pela terceira etapa da reforma psiquiátrica no Brasil. (Amarante, 1998b). E, dentre eles, podemos citar o que foi elaborado por Scarcelli (1998).

Em sua dissertação de mestrado, Scarcelli (1998) estudou supervisões de equipes de profissionais dos serviços da rede substitutiva de saúde mental da Prefeitura de São Paulo durante o fim da década de 1980 e início da década de 1990.

A autora demonstrou que a "...tentativa de abandono da concepção clássica de doença mental e da abolição da internação manicomial carrega, como conseqüência, a possibilidade de diferentes formas de atuação no trato ao doente mental." (id., p. 77). Para a pesquisadora, a mudança nos serviços da rede substitutiva implica a consideração da noção de doença mental que neles é praticada, porque ela pode trazer "...a lógica do saber psiquiátrico tradicional, baseada em critérios de exclusão, normatização, classificação e medicalização." (id., p. 80).

A hipótese segundo a qual os serviços de saúde mental de tipo hospitalização integral de longa duração podem produzir efeito adverso ao terapêutico, ou seja, efeito iatrogênico que favoreceria a conservação da clientela no que se reconhecia como patologia, continuou vigente no discurso da desinstitucionalização. E, como exemplo da utilização da referida hipótese nessa época, encontramos o artigo de Delgado (1991) que versou a respeito dos dispositivos institucionais de iatrogenia. De acordo com esse autor (1991), a "...assunção de certa radicalidade, que atribui a cronicidade ao asilo é, entretanto, recente, e nutrida na retórica da Psiquiatria Democrática Italiana." (1991, p. 120).

A hipótese de iatrogenia não era considerada apenas para os serviços de tipo hospitalização integral de longa duração, mas também para o Ambulatório. Contudo, a hospitalização integral, em suas características "prisionais", isolamento social e permanência de longa duração, ainda era a referência para se firmar a hipótese de iatrogenização nos serviços de saúde mental.

Marcas da Iatrogenia no Discurso de Profissionais em Hospital-Dia

A despeito das inovações introduzidas com a terceira fase de reforma psiquiátrica sob a égide do discurso da desinstitucionalização, parece-nos que grande parte das políticas na área de saúde mental e dos estudos científicos se manteve (e se mantém até hoje), ainda restrita a considerar o âmbito dos recursos organizacionais, materiais e humanos dos serviços, deixando de considerar o discurso científico como objeto de estudo e de modificação.

Tanto no contexto acadêmico como no legislativo relacionado à área da saúde, a desinstitucionalização parece estar sendo entendida como desospitalização. Perdemos, com isso, o alcance crítico e transformador que a referida noção pode imprimir na prática e pesquisa em saúde mental. Corremos o risco de permanecer nos limites do discurso da saúde mental, isto é, de acreditar que a definição biopsicossocial da noção de doença mental, assim como a existência de serviços de saúde comunitários seriam suficientes para evitarmos a iatrogenia na assistência à saúde mental.

Após termos desenvolvido algumas questões importantes acerca da noção de doença mental e da cura ou da melhora que lhe são propostas, podemos afirmar que, apesar de sucessivas reformas, a iatrogenia, entendida como efeito no tratamento que é produtor de patologia na clientela, foi um aspecto presente no processo de introdução e manutenção da loucura como objeto do discurso científico.

Podemos pensar que a iatrogenia foi (e talvez ainda seja) um vetor próprio e não apenas um subproduto condenável nesse processo. Por intermédio desse efeito patologizante, favorece-se a conservação da clientela dos serviços de saúde mental na condição de "eterna" usuária, ou melhor, perpetua-se a condição que legitima a continuidade do domínio do discurso científico sobre a pessoa, portadora de uma condição reconhecida como loucura.

No próximo capítulo, apresentamos autores que definiram a noção de iatrogenia em serviço de saúde mental, a fim de aprofundarmos a compreensão sobre esse tema.

2. Iatrogenia e Saúde Mental

> *O conceito, segundo o qual para transformar o aspecto dos serviços tradicionais, seria suficiente reinserir os sofredores em um espaço relacional onde estes poderiam readquirir identidade e dignidade de pessoas e no qual o incômodo poderia ser ouvido, se, de um lado tem produzido grandes inovações (...), tem somente modificado em parte os fundamentos do saber psiquiátrico.* (Schinaia et al., 1983, pp. 196, 197).

Neste capítulo, por meio de dois itens, discorremos a respeito de estudos que desenvolveram a hipótese de iatrogenia. No primeiro item, apresentamos estudos que aplicaram essa hipótese para os serviços de saúde mental de tipo hospitalização integral. No segundo, por sua vez, versamos a respeito de autores que trataram do tema iatrogenia em serviço de tipo hospitalização parcial de Hospital-Dia.

Nos estudos apresentados a seguir foram identificados fatores que estariam *associados* à produção do efeito de iatrogenia. Queremos dizer, com isso, que nenhum desses estudos percorreu as etapas procedimentais necessárias, para estabelecer uma *relação causal* entre esses fatores e o efeito de iatrogenia, mas apenas indicaram a existência de uma *associação* entre eles. O estudo de Wing (1962) é o único que avalia, por meio da estatística, a força, a consistência e a especificidade da relação entre certos fatores do tratamento com o efeito de iatrogenia. Nesse sentido, é o autor que se aproxima da possibilidade de propor uma relação causal e não apenas indicar a existência de uma associação entre as variáveis de seu estudo.

Apesar das diferenças existentes entre as idéias de iatrogenia, desenvolvidas nas investigações sobre esse tema que apresentaremos, todas elas partilham da proposição de que *o tratamento pode gerar à clientela uma condição não reconhecida como patológica*. Isto é, todas elas partilham da idéia central da definição de hipótese de iatrogenia, apresentada anteriormente considerando-se as referências técnicas Academic Press Dictionary of Science and Technology (1992), Caplan & Caplan (2001), Dorland´s Illustrated Medical Dictionary (1994) e Stedman´s Medical Dictionary (1996).

Antes de iniciarmos o capítulo, é importante esclarecer que os termos patologia "primária" e patologia "secundária" foram empregados para designar o produto da iatrogenia, definido pelos autores abaixo mencionados. Esses termos não foram, originalmente, utilizados por esses autores, mas os empregamos, pois eles se prestaram, de forma adequada, a designar e a diferenciar o produto do efeito em questão.

Com o termo patologia "primária" nos referimos à patologia que foi motivo do início do tratamento. Por meio desse nome, *circunscrevemos o efeito da iatrogenia como conservação dessa patologia, ou melhor, como agravamento do quadro de doença mental preexistente ao tratamento*. Com o termo patologia "secundária", por sua vez, nos referimos à patologia, diferente da "primária". Com essa designação, *definimos o efeito da iatrogenia como uma patologia nova, distinta daquela inicial, que justificou a intervenção terapêutica*.

Os dois termos em questão designam *uma condição mental patológica cuja gênese estaria associada ao processo tratamento*, isto é, *designam a produção de doença no processo terapêutico*. No entanto, como veremos, para alguns autores, apresentados nesse capítulo, o produto da iatrogenia é definido como *conservação ou agravamento da patologia "primária"*, enquanto para outros como *criação de patologia "secundária"*.

A Hipótese de Iatrogenia em Serviço de tipo Hospitalização Integral

Para discorrermos sobre o desenvolvimento da hipótese de iatrogenia em serviço de tipo hospitalização integral, apresentamos os estudos de Barton (1974), de Goffman (1961) e de Wing (1962). Além disso, discorremos a respeito da investigação realizada por Moreira (1983) e sobre o artigo de Delgado (1991), ambos produzidos no cenário acadêmico nacional.

Barton e a Neurose Institucional: Produção de Patologia "Secundária"

Barton (1974), psiquiatra inglês, desenvolveu a hipótese de iatrogenia para serviços de tipo hospitalização integral de longa duração na Inglaterra na década de 1950. A partir de sua experiência clínica, bem como da bibliografia produzida a respeito da iatrogenia, o autor (1974) propôs sete fatores presentes nesse tipo de serviço que estariam associados à produção de uma síndrome na clientela que denominou de "neurose institucional".

O primeiro fator identificado que estaria relacionado à síndrome em questão foi a "perda de contato com o mundo exterior". Ele fazia alusão à situação de isolamento social da clientela no processo de tratamento. Esse isolamento era gerado, sobretudo, pela distância geográfica do hospital, dificuldade da clientela em obter licença para sair, falta de valor dado ao contato com a família no tratamento, criação de dificuldades para que a clientela se comunicasse com a família, entre outros. (Barton, 1974).

O "ócio forçado" foi o segundo fator associado à síndrome produzida pela iatrogenia. Ele apontava para a falta de autonomia da clientela na rotina de tratamento, inclusive, para a execução dos hábitos de vida diários como, entre outros, o de arrumar a cama e o de encaminhar-se para o refeitório sem ajuda. (Barton, 1974).

O terceiro fator, "atitude autoritária dos médicos e do pessoal de enfermagem", estava relacionado à qualidade de relação mantida pelo agente de saúde mental com a clientela. Essa qualidade de relação estaria baseada fundamentalmente na suposição de que a clientela não sabia o que fazia, o que queria ou o que dizia. A clientela era, em grande parte, reconhecida pelo agente de saúde mental como sem direito à palavra e à tomada de decisão. A relação terapêutica era, portanto, caracterizada pela assimetria de poder, concebida como impessoalidade e padronização. (Barton, 1974).

A "perda de amigos íntimos, propriedades e acontecimentos pessoais" foi o quarto fator apontado pelo autor (1974), correspondendo a uma rotina de serviço que impunha à clientela a perda de suas referências materiais, simbólicas e afetivas, anteriores à hospitalização, tais como: celebrações (aniversário, datas nacionais), objetos, convívio com amigos e familiares, memórias, rotina de vida, datas significativas, compromissos sociais, entre outros.

O quinto fator foi denominado de "medicamentos" e o autor (1974), por meio dele, referiu-se ao uso inadequado de remédios para a clientela no processo de tratamento. Essa inadequação adviria sobretudo de prescrição inadvertida em resposta a necessidades alheias às da clientela. Assim, em muitos momentos, a medicação era prescrita como meio de sedar a ansiedade, a agitação, a insônia que eram efeitos da própria rotina de "ócio forçado" do tratamento oferecido no serviço de saúde mental.

A "infra-estrutura das enfermarias", o sexto fator, fazia alusão à monotonia, inospitalidade e opressão presentes no ambiente físico do serviço, levando em conta, principalmente, a disposição e o tamanho dos cômodos, a cor da parede, o desenho dos móveis, a limpeza, o espaço entre camas, a iluminação, a temperatura, o odor, entre outros aspectos. (Barton, 1974).

O sétimo e último fator, "perda das perspectivas fora da instituição", estava, segundo Barton (1974), relacionado fundamentalmente à produção de um distanciamento da clientela do serviço de saúde mental para com a realidade fora dele em virtude do longo tempo de sua permanência no serviço. O longo tempo de hospitalização propiciaria à clientela uma adaptação excessiva aos hábitos, rotina, valores e relações características dessa realidade, o que a distanciava do tipo de vida fora do tratamento. A fim de explicitar esse sétimo fator, o autor afirmou que as "...possibilidades de encontrar um lar, um local de trabalho e amigos vão diminuindo rapidamente, e é difícil persuadir o paciente de que o tremendo esforço que deve fazer para entrar de novo no mundo externo vale a pena". (1974, pp. 34, 35).

No trecho abaixo transcrito, Barton (1974) definiu a neurose institucional como uma patologia produzida com a iatrogenia associada aos sete fatores presentes na hospitalização.

> Concentrei minha atenção sobre o material disponível, em meu acesso aos hospitais psiquiátricos, nos quais, desgraçadamente, existia a tendência de assumir que tais mudanças mentais eram o resultado final das doenças mentais. Essa assunção é falsa. A neurose institucional é como uma úlcera por decúbito. É o *resultado de outros fatores* diferentes daqueles que motivaram o ingresso do paciente, razão pela qual se pode falar de uma "úlcera de decúbito mental". (...) A neurose institucional [o produto da iatrogenia] é uma enfermidade caracterizada por apatia, falta de iniciativa, perda de interesse, mais notável nas coisas e nos acontecimentos pessoais que não estão imediatamente presentes, submissão e, algumas vezes, inexpressão de sentimentos ou ressentimentos ante ordens desagradáveis e injustas. Existe também uma falta de interesse pelo futuro e aparentemente uma incapacidade para realizar planos práticos para si mesmos. Deterioração dos costumes pessoais, de asseio, das regras em geral; perda da individualidade, aceitação resignada de que as coisas continuarão exatamente como estão – sem se modificarem, inevitável e indefinidamente. [grifos nossos] (pp. 5, 17).

Desse modo, o autor concluiu que existe a possibilidade de iatrogenia nos serviços de hospitalização integral de longa duração, denominando o seu produto de *neurose institucional*. Esse produto foi circunscrito como uma espécie de patologia "secundária", decorrente do processo de longa hospitalização, que se diferenciaria da suposta patologia "primária", motivo original do tratamento.

Goffman e a Carreira Moral do Doente Mental: Produção de Patologia "Secundária"

Goffman (1961), cientista social americano, realizou estudo com método etnográfico, empregando essencialmente a observação participante para investigar determinados aspectos da vida de pacientes em um serviço de hospitalização integral de longa duração em Washington na década de 1950. Tal serviço foi denominado de instituição total que

> ...pode ser definida como um local de residência e trabalho onde um grande número de indivíduos com situação semelhante, separados da sociedade mais ampla por considerável período de tempo, levam uma vida fechada e formalmente administrada. (...) Seu "fechamento" ou seu caráter total é simbolizado pela barreira à relação social com o mundo externo por proibições à saída que muitas vezes estão incluídas no esquema físico – por exemplo, portas fechadas, paredes altas, arame farpado (...). Geralmente, os internados vivem na instituição e têm contato restrito com o mundo fora de suas paredes...(1999, pp. 11, 16, 18, 19).

Partindo dessa definição, o autor afirmou que as "...instituições do tipo de hospitais psiquiátricos são 'totais', pois o internado vive todos os aspectos de sua vida no edifício do hospital, em íntima companhia com outras pessoas igualmente separadas do mundo mais amplo." (id., pp. 170, 171).

De acordo com Goffman (1961), as instituições totais como as psiquiátricas têm uma predefinição a respeito da natureza das pessoas que atendem. Mediante esse tipo de predefinição, as instituições totais funcionariam como "...estufas para mudar pessoas (...) cada uma é um experimento natural sobre o que se pode fazer ao eu." (id., p. 22). Isso quer dizer que o funcionamento das instituições totais como as psiquiátricas, que estavam baseadas na predefinição da natureza da clientela,

Marcas da Iatrogenia no Discurso de Profissionais em Hospital-Dia

por meio de seu funcionamento, produziriam modificações na identidade, ou seja, sobre o "eu" da clientela atendida.

A possibilidade de supor esse efeito decorreu, principalmente, da noção de "eu" que o autor desenvolveu.

> ...o eu não é uma propriedade da pessoa a que é atribuído, mas reside no padrão de *controle social* que é exercido pela pessoa e por aqueles que a cercam. Pode-se dizer que esse tipo de disposição social não apenas apóia, mas constitui o eu[12]. [grifo nosso]. (id., p. 142).

Por intermédio da caracterização de instituição total como "estufa" que geraria modificações no "eu" e da suposição de que o "eu" é uma propriedade produzida com o padrão de controle social exercido pela pessoa e por aqueles que a cercam, Goffman (1961) desenvolveu, a partir do material etnográfico de seu estudo a respeito da hospitalização integral psiquiátrica, a hipótese de iatrogenia.

Essa hipótese está presente nas considerações que o autor (1961) fez a respeito de seu estudo, ao sugerir associação entre certos fatores desse tipo de serviço com algumas mudanças no que reconhecia como identidade ("eu") da clientela: alterações que foram definidas primariamente como de ordem moral.

---

[12] Para Goffman (1959), a "...noção geral de que fazemos uma representação de nós mesmos para os outros não é nenhuma novidade. O que deveria ser acentuado (...) é que a própria estrutura do 'eu' pode ser considerada segundo o modo como nos arranjamos para executar estas representações na nossa sociedade (...). Em nossa sociedade o personagem que alguém representa e o próprio indivíduo são, de certa forma, equiparados, e este indivíduo-personagem é geralmente considerado como algo alojado no corpo do possuidor, especialmente em suas partes superiores (...). Embora esta imagem seja acolhida com relação ao indivíduo, de modo que lhe é atribuída uma personalidade, este 'eu' não se origina do seu possuidor, mas da cena inteira de sua ação, sendo gerado por aquele atributo dos acontecimentos locais que os torna capazes de serem interpretados pelos observadores. Uma cena corretamente representada conduz a platéia a atribuir uma personalidade ao personagem representado, mas esta atribuição – este 'eu'– é um 'produto' de uma cena que se verificou, e não uma 'causa' dela. O 'eu', portanto, como um personagem representado, não é uma coisa orgânica, que tem uma localização definida, cujo destino fundamental é nascer, crescer e morrer; é um efeito dramático, que surge difusamente de uma cena apresentada...". (1975, pp. 230, 231).

Os fatores considerados no serviço como associados a essas mudanças foram, inclusive, em grande medida semelhantes àqueles propostos por Barton. Além desses fatores, foi destacado um outro, a "interpretação psiquiátrica a respeito da clientela". Esse fator parece ser aquele que recebeu maior destaque para circunscrever as mudanças que ocorreriam no "eu" da clientela no processo de tratamento.

Tal fator dizia respeito à interpretação do agente cuidador – médico ou enfermeiro – acerca da clientela que, por seu turno, estava baseada na suposição de uma natureza universal fundamentalmente definida em referência à doença mental, previamente descrita e conhecida por intermédio da nosografia psiquiátrica. A natureza suposta na interpretação em questão tinha, assim, como referência primária a categoria "doente mental".

Nesse sentido:

> ...a equipe dirigente se considera como especialista no conhecimento da natureza humana, e por isso pode diagnosticar e receitar a partir desse conhecimento. (...) onde encontramos apresentações explícitas (...) sobre a "natureza" da natureza humana. (...) [Esse] esquema de interpretação da instituição total começa a atuar automaticamente logo que o internado é admitido, pois a equipe dirigente tem a noção de que a admissão é prova *prima facie* de que essa pessoa deve ser o tipo de indivíduo que a instituição procura tratar. (...) Quaisquer que sejam as condições sociais do paciente, e qualquer que seja o caráter específico de sua "perturbação", ele pode ser tratado nesse ambiente como alguém cujo problema pode ser enfrentado, ainda que não tratado, pela aplicação de uma única *interpretação* psiquiátrica técnica. O fato de um paciente diferir de outro quanto a sexo, idade, (...), estado conjugal ou classe social é apenas um item a ser levado em consideração, a ser, por assim dizer, "neutralizado", de forma que a teoria psiquiátrica geral possa ser aplicada e a fim de que os *temas universais* possam ser identificados sob as superficialidades

das diferenças externas na vida social. (...) Uma cortesia profissional uniforme apresentada aos pacientes corresponde a uma aplicabilidade uniforme de doutrina psiquiátrica. [grifos nossos]. (id., pp. 77, 81, 285).

Goffman (1961) chamou a atenção para o fato de que

As pessoas que se tornam pacientes de hospitais para doentes mentais variam muito quanto ao tipo e grau de doença que um psiquiatra lhes atribuiria, e quanto aos atributos que os leigos neles descreveriam. No entanto, uma vez iniciados nesse caminho, enfrentam algumas circunstâncias muito semelhantes. Como tais semelhanças não decorrem de doença mental, parecem ocorrer apesar dela. Por isso, é um tributo ao poder das forças sociais que o *status* uniforme de paciente mental possa assegurar, não apenas um destino comum a um conjunto de pessoas e, finalmente, por isso, um caráter comum, mas que essa reelaboração social possa ser feita com relação ao que é talvez a mais irredutível diversidade de materiais humanos que pode ser reunida pela sociedade. (1999, p. 113).

Na investigação desse pesquisador (1961), o movimento de interpretação em questão ocorria por intermédio de vários procedimentos que constituíam o funcionamento do tratamento. Um procedimento importante era aquele em que o agente de saúde mental traduzia o passado e o caráter da clientela de acordo com essa natureza suposta. Por meio dessa interpretação, o agente favoreceria à clientela relativizar a versão do passado e do caráter que tinha para si em favor daquela produzida pela tradução realizada no serviço, em outros termos, a versão que a clientela tem para si própria

...a seu respeito e com as quais racionaliza seus pedidos são [reconhecidas] falsas (...) a parte psiquiátrica deve impor-lhe suas interpretações quanto à sua constituição pessoal, deve ser capaz de *mostrar ao paciente*, minuciosamente, como sua versão de seu passado e de seu caráter é muito melhor que aquela que apresenta. [grifos nossos]. (Goffman, 1999, pp. 131, 132).

Nesse esquema de interpretação, o discurso do paciente passa a ser aceito

...pelo seu valor aparente como uma descrição de sintomas (...) o paciente precisa estar disposto a responder de uma forma bem específica: um *reconhecimento humilde de doença*, apresentado em termos modestamente não técnicos e um desejo sinceramente apresentado de passar por uma mudança do "eu" através de tratamento psiquiátrico. [grifos nossos] (id., pp. 297, 298).

De acordo com o autor (1961), o registro de caso era ocasião fundamental para a execução do procedimento de interpretação do passado e do caráter da clientela, porque era

...um recurso para constituir sistematicamente uma imagem do passado do paciente que demonstra um processo de doença que lentamente se infiltrou em sua conduta, até que esta conduta, como um sistema, se tornou inteiramente patológica. A conduta aparentemente normal é vista como apenas uma máscara ou escudo para esconder a doença essencial. (id., p. 303).

No registro de caso, um "...título geral é atribuído à patologia – por exemplo, esquizofrenia, personalidade psicopática etc. – e isso dá uma nova interpretação do caráter 'essencial' do paciente." (id., p. 303). Contudo, Goffman (1961) salientou o fato de que

Quando interrogados, alguns especialistas admitirão, naturalmente, que tais títulos de síndromes [esquizofrenia, personalidade psicopática] são vagos e duvidosos, empregados apenas para cumprir os regulamentos de recenseamento do hospital. No entanto, na prática, tais *categorias* se tornam *maneiras mágicas de transformar a natureza* do paciente numa única unidade – uma entidade que está sujeita ao serviço psiquiátrico. [grifos nossos]. (1999, pp. 303, 304).

Apesar de o momento inicial ser fundamental, a interpretação psiquiátrica não se restringia a ele, pois, segundo Goffman (1961),

> Tudo o que ocorre no hospital precisa ser legitimado por sua assimilação a um esquema de serviço médico, ou *traduzido* para este último. As ações diárias da equipe dirigente precisam ser definidas e apresentadas como expressões de observação, diagnóstico e tratamento. Para realizar essa *tradução*, a realidade precisa ser consideravelmente deformada, mais ou menos como o é pelos juízes, instrutores e outros funcionários de outras instituições de coerção. É *preciso descobrir um crime* que se ajuste ao castigo, e o caráter do internado precisa ser reconstituído de forma a ajustar-se ao crime. [grifos nossos]. (1999, p. 311).

O funcionamento do serviço investigado pelo autor (1961) estava pautado no procedimento de interpretação da clientela, porque se justificava fundamentalmente na suposição universal de natureza definida em referência à patologia. Com a suposição em questão, o tratamento investigado era organizado sob a forma de uma rotina comum – grade de atividades – a qual caberia ao paciente apenas se adaptar.

Para os agentes de saúde mental, essa rotina supostamente refletiria as necessidades da clientela, porque estaria baseada na natureza universal reconhecida como sua. Isso quer dizer que com a interpretação, a "...natureza do paciente é redefinida de tal modo que (...) o (...) torna o tipo de objeto no qual se pode executar um serviço psiquiátrico. Transformar-se num paciente é ser transformado num objeto que pode ser 'trabalhado'..." (id., p. 307).

Assim, para Goffman,

> De qualquer forma, o tratamento dado em hospitais psiquiátricos tende a não ser específico à perturbação – ao contrário do que ocorre, de modo geral, em hospital médico, (...) se se dá algum tratamento, um *ciclo de terapias* tende a ser dado a toda uma *classe de paciente recentemente admitido*, e as doses são usadas mais para descobrir se existem contra-indicações para o tratamento padronizado, do que para encontrar indicações para ele. [grifos nossos]. (id., p. 293).

Um dos aspectos centrais considerados no tratamento para a definição de melhora da clientela era a possibilidade de ela aceitar a interpretação a respeito de sua natureza restringida com referência à doença, bem como aderir à rotina de tratamento que a refletiria. Assim, para "...sair do hospital, ou melhorar sua vida dentro dele, [os pacientes] precisam demonstrar que aceitam o lugar que lhes foi atribuído, e o lugar que lhes foi atribuído consiste em apoiar o papel profissional dos que parecem impor essa condição." (1999, p. 312).

Com a suposição de uma natureza universal, que sustentava o procedimento de interpretação, bem como a rotina de tratamento, segundo Goffman (1961), à clientela era atribuída a condição de "objeto" no processo terapêutico. Ou melhor, a clientela era vista como "objeto" a receber e aceitar tradução e modificação, segundo parâmetros e ações de terceiros que não incluíam de forma satisfatória a dimensão da diferença de cada usuário.

Goffman cogitou a possibilidade de o tratamento propiciar à clientela "...várias formas de desfiguração e de profanação (...) de sua concepção anterior do eu." (id., 40). Em outros termos, o pesquisador americano sugeriu que no tratamento investigado haveria a possibilidade de um processo iatrogênico de "despersonalização" do paciente: modificação da ordem moral de sua identidade ("eu").

Marcas da Iatrogenia no Discurso de Profissionais em Hospital-Dia

A pessoa em tratamento poderia ter mudanças de ordem moral, porque desenvolveria imagens para o auto e heterojulgamento relacionadas à suposição universal da patologia, que lhe confeririam a condição de perigo, de fracasso, de erro, de insuficiência, de incapacidade, de infantilidade, entre outros. Entretanto, acima de tudo, imagens que a situariam na condição de "objeto": um "objeto" que deveria se submeter à definição que terceiros faziam sobre o seu passado e caráter, bem como aceitar a modificação proposta tratamento.

Com essas mudanças, o cliente desenvolveria o que o autor denominou de "...atitude não-moral com relação aos ideais do ego." (id., p. 139), um estado de indiferença para com o futuro fora do serviço de saúde mental e para consigo mesmo. O usuário não apenas deixaria de perder o interesse pela vida fora da realidade do tratamento, mas também teria uma adaptação excessiva à vida no tratamento ou no padrão de subserviência que este uma vez lhe propôs como forma de sobrevivência, como podemos identificar no trecho transcrito abaixo:

> Como resposta à sua estigmatização e à privação que ocorre quando entra no hospital, o internado freqüentemente desenvolve certa alienação com relação à sociedade civil, e que às vezes se exprime pelo fato de não desejar sair do hospital. Essa alienação pode desenvolver-se independentemente do tipo de perturbação que levou o paciente a ser internado, e constitui um *efeito secundário* da hospitalização, que muitas vezes tem mais significação para o paciente e seu círculo pessoal do que suas *dificuldades originais*. [grifos nossos] (id., p. 289).

O autor explicitou nesse outro extrato o que definiu como "efeito secundário da hospitalização":

> Uma vez que [o paciente] aprenda o que significa ser definido pela sociedade como possuidor de um "eu" inaceitável,

essa definição ameaçadora – a ameaça que ajuda a ligar as pessoas ao "eu" que a sociedade lhes atribui – fica enfraquecida. O paciente parece atingir um novo platô, quando aprende que pode sobreviver ao agir de uma forma que a sociedade considera como capaz de destruí-lo. (...) Evidentemente, independentes do modelo de serviço, existem boas razões para que um paciente tenha receio quanto à alta no hospital. Por exemplo, já sofreu o estigma de ser um doente mental e, com esse *status* reduzido, tem prospectos ainda mais reduzidos fora do hospital do que antes de ser neste admitido; além disso, no momento em que está preparado para receber alta, tende a ter aprendido a manejar "os fios" do hospital e a ter conquistado uma posição desejável no "sistema de enfermarias". (1999, pp. 140, 306, 307).

A mudança moral que propiciaria uma "atitude não-moral com relação aos ideais do ego" inseriria o paciente no produto final da iatrogenia – efeito secundário da hospitalização – denominado de *carreira moral*[13] *do doente mental*. Em outras palavras, permitiria à clientela uma vida marcada pela imagem de doente mental e pela contingência de permanecer no serviço de saúde mental, porque é nele que poderia encontrar complementaridade ao novo padrão aprendido: um "eu" que se define a partir de imagens de *perigo, fracasso, erro, insuficiência, incapacidade, infantilidade, desvio, disfarce e manipulação*. (Goffman, 1961).

Dessa forma, em seu estudo, Goffman (1961) cogitou que a carreira moral do doente mental não seria apenas resultado de uma suposta natureza do paciente, definida em referência à doença, mas

---

[13] De acordo com Goffman (1961), "Podemos encontrar material sobre a carreira moral nos trabalhos iniciais sobre cerimônias de transição de *status*, e em descrições clássicas de psicologia social das mudanças extraordinárias na interpretação que a pessoa dá do seu eu, quando ocorre participação em seitas e movimentos sociais. Recentemente, novos tipos de dados significativos foram sugeridos por interesse psiquiátrico pelo problema da 'identidade' e por estudos sociológicos sobre carreiras de trabalho e 'socialização de adulto'." (1999, p. 112).

fruto de uma contingência produzida pelas mudanças morais que lhe seriam acarretadas por fatores iatrogênicos, como o de "interpretação psiquiátrica da clientela".[14]

Além da análise que esse autor (1961) desenvolveu no serviço escolhido para o seu estudo, ele sugeriu uma relação entre o efeito iatrogênico, acima mencionado, com a função social dos serviços psiquiátricos de controlar e de normalizar o "desvio" que a clientela, reconhecida como doente mental, poderia representar no contexto social. Esse efeito propiciaria a permanência do usuário na agência de controle e normalização.

Como podemos perceber, Goffman (1961) cogitou a possibilidade de iatrogenia nos serviços de saúde mental, ao delimitar o seu produto como uma mudança de ordem moral na identidade ("eu"), que introduziria o paciente na contingência da carreira moral do doente mental. O produto da iatrogenia foi circunscrito como uma espécie de patologia "secundária".

Wing e a Síndrome Institucionalismo: Produção de Patologia "Secundária"

Wing (1962, 1992), psiquiatra inglês, realizou um estudo com amostras randomizadas da clientela do sexo masculino, com menos de 60 anos, e diagnosticada como esquizofrênica, em dois serviços de tipo hospitalização integral de longa duração em Londres. E, para constituir a amostra de seu estudo, ele mensurou sintomas, comportamento social na enfermaria, atitude quanto à alta e os relacionou com o tempo de permanência e com o recebimento de visitas (contato social).

---

[14] As mudanças morais teorizadas pelo autor (1961) não atingiriam a clientela de uma mesma maneira, porque ela não era considerada por ele como objeto passivo nesse processo. A falta de vinculação prévia com a realidade social e a desvalorização da liberdade e da autonomia foram alguns dos aspectos apontados por ele como indício de maior suscetibilidade de alguns pacientes ao efeito iatrogênico em questão.

As conclusões a que chegou esse autor (1962, 1992) estão marcadas pela hipótese de iatrogenia, pois ele identificou associação entre os fatores "tempo de permanência em tratamento", "falta de contato/estimulação social" e "atitude quanto à alta" com uma síndrome denominada de "institucionalismo" na clientela nos dois serviços que estudou. Apesar de se ater aos fatores acima mencionados, ele afirmou em seu estudo: "Não há dúvida que vários fatores descritos por Goffman como característica das instituições totais operam com maior ou menor extensão em diferentes estabelecimentos." (1962, p. 48).

A denominação síndrome "institucionalismo" e sua descrição não foram propostas originalmente por Wing (1962), já que ele partiu da definição que outros autores[15] conferiram a esse termo. Essa síndrome foi caracterizada por esses outros autores fundamentalmente pelo estado de "...apatia, resignação, dependência, despersonalização e adaptação através da fantasia." (Wing, 1962, p. 38).

No entanto, Wing (1962) considerou a síndrome "institucionalismo" pelo aspecto "atitude quanto à alta" e, nesse sentido, ele afirmou que a "...atitude de indiferença com relação aos eventos fora do hospital (...) é parte da síndrome 'institucionalismo'." (id., p. 38). Essa síndrome foi definida como "...satisfação com a vida institucional e apatia com relação às ocorrências fora do hospital..." (id., p. 49). Ele acrescentou que a "...resultante aversão ao cotidiano extramuros e a atração que exerce a responsabilidade diminuída que o *status* de internado permite, estão no cerne do institucionalismo." (id., p. 48).

Todavia, a referida patologia, produto da iatrogenia, não atingiria os usuários da mesma maneira, porque eles não foram considerados "objeto" passivo nesse processo. A falta de vinculação com a vida fora do serviço (casamento, trabalho, estudo, família); a posição social, etária ou financeira vulnerável; a falta de valor conferido à liberdade e à autonomia; a falta de interesse e/ou aversão ao contato social, entre outros, foram aspectos considerados pelo autor para definir uma maior suscetibilidade do cliente ao efeito iatrogênico em questão.

---

[15] Bettelheim (1948), Sylverster (1948) e Titmuss (1958) foram alguns dos autores considerados por Wing para a definição de "institucionalismo".

Assim, Wing (1962, 1992) demonstrou a possibilidade de iatrogenia em serviço de saúde mental, denominando o seu produto de "institucionalismo". Ele circunscreveu esse produto como uma espécie de patologia "secundária", desenvolvida no plano das atitudes da clientela quanto à alta, definida principalmente pela falta de vontade de sair do tratamento e perda de interesse pela vida fora do espaço terapêutico.

Moreira e a Institucionalização: Conservação na Patologia "Primária"

Moreira (1983), jornalista, desenvolveu estudo utilizando entrevistas com a diretoria, os agentes de saúde mental (médicos, enfermeiras, atendentes, psicólogas, assistentes sociais, terapeutas ocupacionais), com os usuários e seus familiares, em três hospitais públicos e três particulares de Minas Gerais no fim da década de 1970 e início da de 1980.

A hipótese de iatrogenia foi utilizada pela autora (1983), para caracterizar um dos efeitos produzidos pelo tratamento nos serviços investigados, sendo delimitada, principalmente, a partir das proposições de Barton (1974) e de Goffman (1961) sobre a iatrogenia hospitalar. E, assim, definiu teoricamente a iatrogenia como efeito que se faz presente "...desde a institucionalização do paciente até danos estruturais de tipo físico e psíquico, chegando ao extremo limite da lobotomia e da morte..." (1983, p. 146).

Baseada nesses autores, Moreira (1983) identificou, no discurso dos entrevistados, a presença de alguns fatores dos serviços de saúde mental que supostamente estariam associados à produção de iatrogenia para o paciente atendido. Ela sugeriu em seu estudo que as interações que se processavam e as terapêuticas adotadas seriam favoráveis à alienação e despersonalização do usuário.

Moreira (1983) sugeriu a possibilidade de o tratamento favorecer uma produção psicopatológica secundária na clientela, como proposto por Barton (1974) na síndrome denominada de "neurose institucional". A autora (1983) cogitou também a possibilidade de o tratamento favorecer a modificação da atitude da clientela quanto à alta, como proposto por Wing (1962) com a síndrome "institucionalismo".

Além disso, ao afirmar que o efeito iatrogênico incidiria também diretamente na doença mental, agravando-a, a autora (1983) pareceu ampliar a noção de iatrogenia. Ela sugeriu a possibilidade de a iatrogenia ser agravamento da "patologia primária", isto é, da própria doença mental que foi, supostamente, o motivo da hospitalização e não apenas a produção de uma patologia "secundária", como definem as designações "neurose institucional" e "institucionalismo".

No estudo, essa autora (1983) ainda identificou funções secundárias, condicionadas socialmente, para os serviços de tipo hospitalização integral estudados naquela época. O hospital foi identificado como: meio para obtenção de licença na Previdência Social; lugar de repouso, colônia de férias e restauração de energia; abrigo ou albergue de velhos e menores abandonados; casa correcional ou prisão; refúgio à condenação da justiça; recurso para a internação de doentes com problema clínico; recurso para conseguir rendimentos eleitorais e negócio lucrativo.

Delgado e o Processo Cronificação: Conservação na Patologia "Primária"

Em artigo publicado no Jornal Brasileiro de Psiquiatria na década de 1990, diferentemente dos autores supracitados, Delgado (1991) não apresentou nenhum estudo em que aplicasse a hipótese de iatrogenia. Esse autor se deteve a teorizar a respeito dessa hipótese no sentido de defini-la como ferramenta teórica para posteriores trabalhos a respeito da rede assistencial de saúde mental no Brasil.

Baseado nos estudos realizados por Barton (1974) e Goffman (1961), Delgado (1991) circunscreveu a iatrogenia como

...efeito sobre os pacientes com longo tempo de duração que é discriminável da evolução clínica que se poderia esperar da enfermidade de que são portadores. Tal efeito pode ser descrito pelas características comportamentais e "clínicas", que distinguem um paciente chamado de "crônico" de outros clientes da mesma instituição. Na terminologia médica, tratar-se-ia de síndrome específica, decorrente de "processo patogênico" peculiar, que deve ser examinado sob perspectivas diversas. (p. 124).

Segundo Delgado (1991), a iatrogenia estaria relacionada a fatores específicos que denominou de "Dispositivos Institucionais de Cronificação – (DIC)"[16]. Embora não tenha especificado esses dispositivos, ele os sugeriu mencionando aqueles definidos por Goffman e Barton, como podemos identificar no extrato abaixo:

Tal "processo" [de iatrogenia], cuja existência é postulada por matrizes teóricas tão diversas como o sociólogo Goffman da "carreira moral do internado", e o psiquiatra Barton da "neurose institucional", é susceptível de ser decomposto em etapas ou componentes, para fins de análise, que estamos designando "Dispositivos Institucionais de Cronificação" (DIC). (...) Já se pode (...) identificar a existência de algumas situações ou "procedimentos" que se repetem, e podem ter conseqüência direta no "processo patogênico". Tais são os "fatores associados" de Barton, as características institucionais descritas na sociologia asilar (Goffman, Levinson & Gallagher), e outras situações, cuja identificação e descrição podem ser úteis à investigação do tema. São exemplos: a indiscriminação da identidade, a

---

[16] Cronificação parece ser o termo utilizado por Delgado (1991) para se referir ao processo, bem como ao produto da iatrogenia, sendo empregado também de forma semelhante por outros autores mencionados no presente capítulo, como Perdinielli & Bertagne (1988) e Valette *et al.* (1986).

repetição de rotinas, a rigidez dos papéis, as estereotipias, os gestos desqualificadores etc. (id., p. 124).

O autor denominou o processo iatrogênico como "cronificação", propondo a possibilidade de existir uma "...'produção institucional' da condição de pacientes psiquiátricos crônicos." (id., p. 119). Ele levantou a hipótese de que a "...vida asilar, isto é, a submissão ao conjunto de práticas e rotinas desse tipo de estabelecimento sanitário[17] fundado pela Psiquiatria, possa ser considerada determinante privilegiado do processo de 'cronificação'." (id., p. 119).

Embora a hipótese de iatrogenia esteja relacionada principalmente aos serviços de tipo hospitalização integral, o autor sugeriu que ela se presta também a "...identificar o potencial cronificador das instituições pós-asilares no Brasil, especialmente o ambulatório, que foi postulado como grande solução assistencial (...) nos anos 70." (id., p. 124). Ele cogitou a possibilidade de que "...os DIC [Dispositivos Institucionais de Cronificação] são encontráveis nas instituições psiquiátricas em geral, e sua identificação pode ser útil para o debate acerca de uma assistência à saúde mental menos iatrogênica e cronificadora." (id., p. 124).

Assim, Delgado (1991) discutiu a possibilidade de iatrogenia nos serviços de saúde mental, denominando-a de "cronificação". Embora parta de Goffman e Barton, de forma semelhante a Moreira (1984), o autor (1991) não circunscreveu o produto da iatrogenia apenas como patologia "secundária". Ele pareceu defini-lo também como agravamento da própria patologia "primária", isto é, produção de doença mental crônica. Explicando melhor, o próprio curso da patologia "primária", geralmente, considerado efeito natural, teria para esse autor (1991), na iatrogenia, variável importante para a sua definição. A cronicidade da doença mental estaria, portanto, supostamente associada com o funcionamento institucional.

---

[17] Delgado (1991) parece ter-se referido aqui aos serviços hospitalização integral de longa duração do tipo hospital-colônia.

Marcas da Iatrogenia no Discurso de Profissionais em Hospital-Dia

Após termos apresentado alguns estudos que desenvolveram a hipótese de iatrogenia para serviços de saúde mental de tipo hospitalização integral, podemos tecer algumas conclusões a seu respeito.

Barton (1974), Goffman (1961) e Wing (1962) definiram o produto da iatrogenia como patologia mental "secundária", ou seja, como uma patologia que se distingue daquela "primária", reconhecida como motivo original de tratamento. Usamos o termo patologia mental para definir o efeito da iatrogenia, pois como vimos esses autores localizam esses efeitos nesse âmbito: na identidade ou em síndromes psicopatológicas.

Barton (1974) delimitou o produto da iatrogenia como alteração psicopatológica, denominando-o de "neurose institucional"; Goffman (1961) utilizou o termo "carreira moral do doente mental" para se referir à atitude não-moral com relação aos ideais do ego produzida em decorrência do efeito iatrogênico e Wing (1962), com o nome "institucionalismo", descreveu uma síndrome marcada pela atitude de indiferença da clientela com relação à alta.

Apesar da semelhança entre os três autores em questão, Goffman (1961) e Wing (1962) têm maior proximidade entre si, na medida em que parecem circunscrever o produto da iatrogenia como uma condição mental que propicia adaptação excessiva à vida em tratamento e desinteresse pela realidade fora do hospital. Enquanto Barton (1974), por sua vez, define o produto da iatrogenia em termos psicopatológicos, não ficando restrito à mudança de ordem moral na identidade (Goffman) ou àquela circunscrita ao plano das atitudes (Wing) para circunscrevê-lo como esses dois autores.

Embora tenham partido de Barton (1974) e de Goffman (1961), Delgado (1991) e Moreira (1983) parecem generalizar as afirmações desses autores, pois circunscreveram o produto do efeito iatrogênico como conservação no que reconheceram como patologia "primária", o motivo original de hospitalização, e não apenas como patologia "secundária". Assim, a iatrogenia não seria apenas produção de outra patologia, mas principalmente agravamento ou conservação da patologia mental inicial, que motivou a busca de tratamento.

Ainda que existam diferenças teórico-metodológicas entre os autores considerados até o presente momento, em todos eles, a iatrogenia foi definida como um efeito adverso ao terapêutico. Esse efeito favoreceria na clientela o desenvolvimento de uma condição mental que reconheceram como não sendo da ordem da saúde, mas sim da patologia: agravamento da patologia "primária" ou produção de patologia "secundária".

A iatrogenia foi relacionada por esses autores a fatores específicos dos serviços de tipo hospitalização integral como: rotina impessoal de tratamento, ausência de estimulação social, período longo de internação, desvalorização da clientela em sua condição de sujeito (desconsideração do discurso da clientela e de suas referências singulares), entre outros.

A Hipótese de Iatrogenia em Serviço de tipo Hospitalização Parcial de Hospital-Dia

Na literatura científica, além do serviço de tipo hospitalização integral, a hipótese de iatrogenia é investigada e teorizada no serviço de hospitalização parcial, como o Hospital-Dia. Para discorrermos sobre o desenvolvimento da hipótese de iatrogenia nesse tipo de estabelecimento, apresentamos os estudos de McGrath & Tantam (1987), Tantam & McGrath (1989), de Perdinielli & Bertagne (1988), e de Valette *et al.* (1986).

McGrath & Tantam e a Síndrome Institucionalismo: Produção de Patologia "Secundária"

Em estudo realizado em um Hospital-Dia em Manchester, Inglaterra, na década de 1980, os psiquiatras McGrath & Tantam, (1987) fizeram levantamento de informações clínicas, demográficas, sociais e ocupacionais nos prontuários dos pacientes. E fizeram também um monitoramento do tratamento oferecido a eles nesse serviço, pelo período de um ano, por intermédio das informações registradas em prontuário.

Nesse estudo, os autores (1987) identificaram a existência de uma clientela de longa duração de internação, de permanência superior a nove meses, período que não pôde ser justificado levando em conta o diagnóstico, a gravidade psicopatológica ou variáveis sociais. A longa permanência estava associada à variáveis, como tempo de tratamento psiquiátrico na vida, tempo de desemprego anterior ao atendimento no Hospital-Dia, idade, tempo de doença mental, entre outros. Além disso, observaram que o tratamento oferecido no serviço foi apenas médico, já que não havia registro de outros tipos de abordagem.

Eles explicaram a longa permanência desses usuários no Hospital-Dia mediante algumas hipóteses. E, dentre elas, os autores utilizaram a hipótese de iatrogenia, ao afirmarem ser "...possível que o ambiente do Hospital-Dia favoreça a *dependência* do serviço de tal forma que os pacientes se tornem *institucionalizados*, o que torna muito improvável que eles vislumbrem alternativas razoáveis. [grifos nossos]" (1987, p. 839) para saírem desse tratamento. E, para reverter a iatrogenia, esses autores propuseram a introdução de um trabalho de reabilitação social.

A reabilitação social, entendida como uma estratégia que favorece o desenvolvimento de habilidades sociais e ocupacionais do paciente, seria adequada porque o Hospital-Dia parece mantê-lo na condição de dependência por não promover o desenvolvimento de habilidades relacionadas à autonomia.

Em segundo estudo, também realizado em Hospital-Dia, na Inglaterra, na década de 1980, Tantan & McGrath (1989) acompanharam e avaliaram, pelo período de um ano, os pacientes que já estavam nesse serviço por mais de seis meses. Parte dessa clientela foi dividida em um grupo controle, que não recebeu a intervenção de tipo reabilitação social, enquanto outro segmento dela, em um grupo experimental, recebeu-a.

Embora não tenham descrito, claramente, as estratégias empregadas no processo que denominaram de reabilitação, essa modalidade de tratamento parece ter sido formada por atividades de desenvolvimento ocupacional e social da clientela. A reabilitação psicossocial foi definida pelos pesquisadores (1989) como

> ...o processo de identificação e de prevenção ou de diminuição das causas (de disabilidades sociais) enquanto, ao mesmo tempo, de ajuda para o indivíduo desenvolver ou usar os talentos dele, e conseqüentemente adquirir confiança e auto-estima por meio do sucesso no desempenho de papéis sociais. (p. 97)

Como no anterior (1987), nesse estudo, os autores (1989) identificam a existência de uma clientela de longa duração de internação, ou seja, de permanência de um ano. Neste período, os usuários que receberam a intervenção reabilitação social obtiveram um maior número de alta do que os pacientes que não foram submetidos ao mesmo tratamento. Entretanto, eles sugeriram que uma maior quantidade e/ou diferente qualidade de reabilitação era necessária para que os pacientes pudessem se tornar independentes do tratamento, porque, mesmo os que a receberam, mantiveram um nível preocupante de dependência que favorecia a permanência no Hospital-Dia investigado.

Tantan & McGrath concluíram que "...o plano de reabilitação pode ter acelerado a alta de pacientes-dia que eram menos graves, porém mais recursos são necessários para se impedir a institucionalização em Hospital-Dia." (1989, p. 96). E propuseram que "...tanto recursos maiores quanto diferentes devem ser providenciados para impedir um novo tipo de *institucionalização*, agora em Hospital-Dia. [grifo nosso]" (id., p. 100).

Nos dois estudos desses autores (1987, 1989), o termo institucionalizado, empregado para definir o efeito iatrogênico na clientela e o termo institucionalização para denominar esse processo são originados da noção de "síndrome institucionalismo", proposta por Wing

(1962). Esses autores circunscreveram o produto da iatrogenia como uma espécie de patologia "secundária", desenvolvida no plano das atitudes da clientela, caracterizada por uma dependência ao tratamento, ou seja, como uma patologia diferente daquela primária que foi motivo de hospitalização[18]. Explicando melhor, para eles, uma parte da clientela permanecia no tratamento por longo período de tempo por causa da dependência, produzida com relação ao Hospital-Dia, que era gerada com a falta de estratégias de reabilitação psicossocial adequadas, ou melhor, favorecedoras de autonomia.

Perdinielli & Bertagne e o Processo de Cronificação: Produção de Patologia "Secundária"

Perdinielli & Bertagne (1988), psiquiatras franceses, utilizando-se da teoria psicanalítica de inspiração lacaniana e da bibliografia internacional a respeito de Hospital-Dia, discutiram a possibilidade de iatrogenia nesse tipo de serviço, bem como em outros alternativos ao de hospitalização integral, como os de setor, o apartamento terapêutico, entre outros.

De acordo com esses autores, a "...reflexão psiquiátrica destes últimos anos parece ter sido dominada pela preocupação em lutar contra uma cronicidade francamente considerada como sendo um dos efeitos das instituições." (1988, p. 11). E os novos serviços, como os de tipo Hospital-Dia, "...respondiam (...) ao desejo de romper com um passado considerado como 'produtor' desta cronicidade." (id., p.11).

---

[18] Hoge *et al.* (1992) e Ness (1996) fizeram afirmações para o serviço de Hospital-Dia que estão na linha daquelas feitas por Tantam & McGrath (1987, 1989). De acordo com Hoge *et al.* (1992), a permanência da clientela em Hospital-Dia por longos períodos que não são necessários traz a possibilidade de desenvolverem maior nível de dependência e de regressão do que em internação curta em serviço de tipo hospitalização integral. Ness (1996) acrescentou que a "...hospitalização diária, assim como a internação integral, tem desvantagens: remove o paciente da vida diária normal; substitui relações sociais cotidianas por relações com terapeutas e favorece a dependência à equipe clínica para gerenciar as vicissitudes do dia-a-dia da vida emocional." (p. 877).

Porém, a criação de novas instituições não parece (...) ter abolido a cronicidade. (...) estas novas formas de instituições segregam também suas formas de cronicidade. Os Hospitais-Dia, o acompanhamento pela equipe de setor, os apartamentos terapêuticos e até as experiências anti-psiquiátricas podem suscitar a aparição de uma *cronificação* onipresente. [grifo nosso] (id., loc. cit.).

A iatrogenia denominada de "cronificação" seria o efeito que favoreceria "...um sujeito psicótico, na maioria das vezes esquizofrênico, a envolver-se numa situação de estreita *dependência* a uma instituição...[grifo nosso]" (id., p. 13). Com a iatrogenia, assim,

> O doente "se instala" no Hospital-Dia quer seja repetindo suas condutas "asilares", quer seja separando de maneira maniqueísta o espaço do Hospital-Dia (...) do espaço do hospital "tempo completo", quer seja ainda ritualizando de maneira exagerada suas atividades e chegando a um desaparecimento completo das possibilidades de descontinuidades. (id., p. 12).

Para esses autores (1988), a iatrogenia em Hospital-Dia estaria associada a alguns fatores presentes nesse tipo de serviço que eles consideraram como modalidades de sujeição da clientela ao tratamento. Dentre os fatores considerados, foram mencionados os seguintes: a vida do paciente condicionada ao serviço, tratamento como rotina estereotipada e automatizada, relação de submissão da clientela ao agente de saúde mental e circulação dos usuários entre os serviços oferecidos que não respondem às suas necessidades.

Perdinielli & Bertagne (1988) salientaram o fato de que os fatores produtores de iatrogenia nos novos serviços de saúde mental como o Hospital-Dia, em parte, diferem daqueles encontrados nos serviços tradicionais de hospitalização integral de longa duração. Em primeiro lugar, porque a iatrogenia "...é antinômica com o desejo explícito dos médicos e as regras de funcionamento dos serviços atuais." (id., p. 13). E, em segundo lugar, porque o tratamento não é mais realizado num único estabelecimento como costumava ser naqueles de tipo hospitalização integral de longa duração, mas é feito por meio de vários tipos de serviços especializados.

Desse modo, a possibilidade de iatrogenia em Hospital-Dia "...se apóia sobre uma fragmentação 'capilar' enquanto a 'cronicidade clássica' [do serviço de hospitalização integral de longa duração] se apoiava sobre uma sedimentação unívoca." (id., loc. cit.). Explicando melhor, no referido tipo de serviço a possibilidade de iatrogenia existiria num esquema de tratamento que inclui diversos serviços e que permite a circulação social dos pacientes, diferente, portanto, da sedimentação asilar anterior dos hospitais psiquiátricos clássicos.

Se, por um lado, eles discutiram a respeito da existência de fatores nos serviços novos como os de Hospital-Dia, que estariam associados à iatrogenia, por outro, eles também identificaram fatores na psicose que a favoreceriam. A perda da perspectiva temporal, a ausência de limite, a destruição do sentido, a constituição de "neo-realidade" e a projeção do retalhamento corporal foram alguns dos mecanismos psicóticos apontados como supostamente associados ao favorecimento da produção do efeito iatrogênico. Seria "...a falência destes elementos constitutivos [história, corpo, sentido e limite] que forma o dispositivo sobre o qual se edifica o processo de *cronificação*... [grifo nosso]"(Perdinielli & Bertagne, 1988, p. 17).

> Por mais ambígua e contestável que esta concepção possa ser, ela descreve mesmo assim uma realidade histórica, a saber: a "cumplicidade fatal" entre psicose e instituição, entre "tratamentos" e "adaptação à instituição", entre "direção" e "alienação" bem como a triste evidência da "dupla alienação do doente mental" tanto pelas particularidades da doença quanto pelo destino social e/ou institucional a ele reservados. A *cronificação* constitui então um fenômeno *não necessário* da psicose; não é a estrutura que de-

fine a cronicidade, mas seu ponto de aplicação sobre o real, isto é o encontro entre *mecanismos* psicóticos e um tipo de *quadro* [do tratamento]. [grifos do autor] (id., pp. 11, 16).

Os autores (1988) cogitaram a relação da clientela com o agente de saúde mental como um aspecto do tratamento que poderia diminuir a possibilidade de iatrogenia. De um lado, para eles, o agente de saúde mental poderia ser favorecedor desse efeito na medida em que reconhece a conservação da clientela na patologia como curso natural inevitável, sobre o qual pode apenas ocupar posição de testemunha. De outro, sugeriram que o agente de saúde mental não o favoreceria ao se colocar à disposição para identificar e sustentar a possibilidade de diferença no paciente.

> O lugar ocupado pelo terapeuta – qualquer que seja ele – nestas formas de cronicidade constitui a "alavanca" a partir da qual ele pode ajudar o paciente a refletir acerca de seu futuro. Pois é bem no ponto de encontro entre as invariantes da cronificação e as formas concretas de cronicidade que o atendente médico se situa, ponto em que a elaboração de uma diferença, por mínima que seja, pode acontecer, diferença que constitui o fator podendo "orientar" o devir do sujeito psicótico. (id., p. 18).

Considerando o exposto, podemos dizer que os dois estudiosos discutiram a iatrogenia como uma espécie de patologia "secundária", desenvolvida no plano das atitudes da clientela (dependência do tratamento) em função de uma determinada conjunção de fatores do tratamento e da própria psicose.

Valette *et al.* e o Processo de Cronificação: Produção de Patologia "Secundária"

Valette *et al.* (1986), psiquiatras franceses, utilizando-se da teoria psicanalítica, de alguns casos atendidos e da bibliografia internacional, afirmaram que, embora o Hospital-Dia tenha sido difundido nos anos de 1950 e 1960 como uma alternativa inovadora aos serviços de tipo hospitalização integral, é possível levantar a possibilidade de nele ser produzida iatrogenia.

Tal efeito foi denominado por eles (1986) de cronificação e descreve a produção de uma atitude de dependência na clientela com relação ao serviço de saúde mental. Alguns fatores do serviço de Hospital-Dia foram relacionados à produção dessa dependência tais como: falta de "contrato" com limitação de tempo de tratamento, falta de revisão das indicações de continuidade de tratamento e submissão da clientela com relação ao agente de saúde mental.

Valette *et al.* (1986) afirmaram que

> A ausência de limite de tempo na hospitalização parece favorecer a *cronificação* dos pacientes. O Hospital-Dia é visto como uma instituição maternal, onde se instaura uma *simbiose* paciente/cuidador, sistema homeostático que se mantém indefinidamente a não ser que uma lei exterior, vista como dura, constrangedora, coercitiva, na verdade persecutória venha, então, colocar um fim (...). A problemática da *separação* se situa, pois, em contraposição àquela da *cronificação*... [grifos nossos] (p. 735).

Sendo assim, um circuito promotor de dependência iatrogênica estaria formado, porque desde o início a saída do tratamento não foi colocada como perspectiva, e sim apenas a sua continuidade a perder de vista.

Nesse sentido, esses autores (1986) empregaram a hipótese de iatrogenia conceituando o seu produto também como os outros o fizeram nesse item (2.2), ou seja, como uma espécie de patologia "secundária", desenvolvida no plano das atitudes da clientela, como uma dependência ao tratamento.

Após termos apresentado alguns estudos que empregaram direta ou indiretamente a hipótese de iatrogenia para serviços de saúde mental de tipo hospitalização parcial como de Hospital-Dia, podemos tecer algumas considerações a respeito deles.

Tantam & McGrath (1987, 1989) denominaram o produto do efeito iatrogênico de "institucionalismo", termo utilizado por Wing (1962), enquanto Perdinielli & Bertagne (1988) e Valette & Antonin (1986) utilizaram o termo "cronificação"[19]. Embora Perdinielli & Bertagne (1988) e Valette & Antonin (1986) não tenham empregado o termo "institucionalismo", eles definiram a iatrogenia de uma forma semelhante à de Tantam & McGrath (1987, 1989), que o fizeram por meio do termo empregado por Wing (1962).

Apesar das diferenças teórico-metodológicas entre os autores considerados, em todos eles, a iatrogenia foi restringida como um efeito adverso ao terapêutico. Esse efeito favoreceria na clientela o desenvolvimento de uma condição mental que reconheceram como não sendo da ordem da saúde, mas sim da patologia: produção de patologia "secundária".

O efeito iatrogênico, implicado na hipótese de iatrogenia desenvolvida pelos autores desse grupo de estudos, estaria também relacionado a fatores semelhantes àqueles apontados pelos autores do grupo de estudos a respeito dos serviços de tipo hospitalização integral. Embora semelhantes, os fatores sugeridos nesse grupo de estudos para serviços de Hospital-Dia têm uma magnitude diferente daqueles considerados no grupo de estudos para serviço de tipo hospitalização integral. Principalmente, se considerarmos a diminui-

---

[19] Como afirmamos acima, Perdinielli & Bertagne (1988) e Valette *et al*. (1986) empregaram o termo "cronificação" para se referirem ao produto da iatrogenia, que também foi utilizado por Delgado (1991). Todavia, o primeiro grupo de autores utilizou esse termo como patologia "secundária", ou seja, como patologia diferente daquela original que motivou o tratamento, enquanto Delgado (1991) situou esse termo também como conservação na patologia "primária".

ção do tempo de hospitalização, o regime parcial de internação, a humanização dos serviços de Hospital-Dia levados em conta pelos autores supracitados e o fato de esse tipo de estabelecimento não ser o único a assistir o paciente, mas fazer parte de um conjunto de serviços que dividem com ele essa responsabilidade.

Além dos trabalhos já mencionados, identificamos três autores: Jimenez (1988) e Wintersteen & Rapp (1986) que, apesar de não desenvolverem estudos sobre serviços de saúde mental, também formularam a hipótese de iatrogenia.

Jimenez e o Processo de Cronificação: Conservação na Patologia "Primária"

Em artigo publicado no fim da década de 1980, Jimenez (1988) desenvolveu a hipótese de iatrogenia com a discussão a respeito da perspectiva de cronicidade como sendo a conservação na patologia especificada na noção de doença mental crônica (Jimenez, 1988).

A autora (1988) afirmou que a noção de doença mental crônica está associada, geralmente, ao diagnóstico de esquizofrenia, assim como a outras patologias mentais reconhecidas como graves. E, baseada em outros autores, esclareceu que vários estudos desenvolvidos na Europa e nos Estados Unidos – que acompanharam por duas, três ou quatro décadas a clientela diagnosticada de esquizofrenia – demonstraram que, pelo menos, metade dela se recuperou.

Desse modo, essa autora (1988) sustentou a idéia de que a esquizofrenia não parece ser uma patologia de lenta deterioração progressiva, pois, mesmo na segunda ou terceira décadas da doença, houve ainda o potencial para recuperação completa ou parcial.[20] A

---

[20] Baseado em ampla pesquisa bibliográfica para o trabalho de mestrado a respeito da reabilitação psicossocial para a clientela diagnosticada como esquizofrênica, Figueiredo (1996) afirmou que nos estudos longitudinais de longa duração a respeito da esquizofrenia "...quanto mais tempo os investigadores acompanharam uma coorte intacta, mais pronunciado tem sido o quadro

despeito desses estudos, a noção de doença mental crônica tem sido ainda utilizada sem o rigor necessário.

A utilização dessa noção tornaria a patologia a referência para o discurso que é produzido pelo agente de saúde mental a respeito da clientela. Com ela, o agente de saúde mental poderia supor uma cronicidade inevitável no futuro. (Jimenez, 1988).

Com a utilização da noção de doença mental crônica no discurso do agente de saúde mental, atribuir-se-ia a condição de "objeto" para a clientela no tratamento. A clientela seria identificada como "objeto" na medida em que é reconhecida pelo agente e por si própria como "vítima" de um curso existencial determinado pela patologia. Ao agente de saúde mental, por sua vez, seria atribuída a condição de "sujeito", porque ele é quem teria o conhecimento técnico capaz de atuar na cronicidade da doença. (Jimenez, 1988).

Jimenez (1988) concluiu que a perspectiva de cronicidade à qual está associada a produção da condição de "objeto" teria um potencial iatrogênico. Ela cogitou que à clientela poderia ser produzido um atendimento que já tenderia a lhe facilitar a (re)produção da perspectiva de cronicidade com a qual foi (in)vestida para ser definida. Para essa autora, a antecipação de "...cronicidade tem um poder de auto-realização, como grande parte das construções sociais." (1988, p. 633).

Wintersteen & Rapp e o Processo de Cronificação: Conservação na Patologia "Primária"

De maneira semelhante à de Jimenez (1988), Wintersteen & Rapp (1986) também discutiram criticamente a perspectiva de cronicidade como conservação inevitável na patologia, mas, a partir da noção de adulto jovem crônico (YACP).

---

de aumento de heterogeneidade e melhora na função. Estas pesquisas revelam que de metade a dois terços dos pacientes melhoram ou se recuperam, incluindo algumas coortes de casos bastante crônicos. (...) Sob a luz das investigações de longa evolução, o que é chamado de curso da esquizofrenia lembra mais um processo vital aberto a uma variedade de todo o tipo de influências do que uma doença com um curso determinado." (p. 108).

Esses autores questionaram a legitimidade dessa noção como uma categoria clínica, isto é, como uma categoria que faria referência a uma população específica e distinta de pessoas com transtorno mental. De acordo com eles, essa noção não seria adequada já que a população que se pretende designar por meio dela é heterogênea quanto ao diagnóstico, idade, início da doença, nível de funcionamento pré-morbido, nível de psicopatologia, sintomatologia, histórico de tratamento e resposta a modelos comuns de tratamento.

Wintersteen & Rapp (1986) cogitaram que essa noção na realidade estaria sendo empregada como uma estratégia de atribuir à clientela a ineficiência do sistema de saúde, desresponsabilizando os serviços de saúde mental diante de situações que não sabem como administrar.

> Os agentes que atendem aos doentes mentais graves e não institucionalizados precisam de alguma explicação para justificar que os seus maiores esforços são em vão. Com a falta de recursos, é provavelmente inevitável que as respostas sejam procuradas no âmbito individual. Culpar a vítima, em quaisquer que sejam suas manifestações, tem servido a esse propósito nas profissões de ajuda. (...) [Esse rótulo] (...) é mais uma desculpa oferecida pela falta de política pública que encoraje o desenvolvimento de serviços eficazes. (Wintersteen & Rapp, 1986, pp. 9, 10).

Dentre as várias razões associadas à impossibilidade de os serviços cumprirem o seu papel, os autores (1986) destacaram a falta de intervenção individualizada desde o início do tratamento e a utilização inadvertida da intervenção em grupo. O tipo de intervenção individualizada estaria relacionado com a obtenção de melhores resultados no tratamento.

Wintersteen & Rapp (1986) acrescentaram que

> Esse constructo [jovem adulto crônico] está baseado numa inapropriada *generalização* das piores qualidades de alguns

pacientes [a qualidade de se conservar na patologia] para toda uma geração de pacientes psiquiátricos. O resultado é a estigmatização, que cria atitudes negativas do agente de saúde mental e impede a *individualização* dos clientes. [grifos nossos] (p. 3).

Na opinião deles,

> É nesse ponto que os rótulos e as atitudes dos profissionais se tornam *tóxicas* para os pacientes. Nós não somos mais capazes de considerar as pessoas em sua singularidade, ou de relativizarmos as barreiras conceituais que nós mesmos desenvolvemos. [grifo nosso]. (id., p. 8).

Esses autores sugeriram que com a noção em questão poderia ser oferecido à clientela um atendimento que tenderia a lhe facilitar a (re)produção da perspectiva de cronicidade com a qual foi (in)vestida para ser definida. No atendimento se produziria uma "...profecia auto-realizadora, em que o clínico (...) desistiria de investir antes mesmo de começar." (id., p. 11).

Nestes termos, eles concluíram que

> O conceito de YACP [adulto jovem crônico] (...) tem *propriedades iatrogênicas* que podem apenas servir como (...) um rótulo pejorativo que estigmatiza a clientela. Ele não oferece nada para o processo de restauração, tanto individualmente quanto coletivamente. [grifos nossos] (id., p. 12).

Após o exposto no item, podemos dizer que Wintersteen & Rapp (1986) e Jimenez (1988) elegeram a antecipação de cronicidade para a clientela, como fator produtor de iatrogenia. O produto da iatrogenia, por sua vez, parece ter sido circunscrito como agravamento da patologia "primária", isto é, favorecimento de cronificação.

Marcas da Iatrogenia no Discurso de Profissionais em Hospital-Dia

Para finalizar esse capítulo, pensamos ser possível dizer que, em todos os autores considerados até o presente momento, a iatrogenia foi definida como um processo no tratamento que favoreceria à clientela manter-se numa condição reconhecida como patológica e naquela de se manter como usuária de serviço de saúde mental. Essa condição, todavia, por alguns autores foi restringida como agravamento da patologia "primária", isto é, a iatrogenia seria um efeito que agravaria a doença mental, que foi o motivo original do tratamento. (Delgado, 1991; Jimenez, 1988; Moreira, 1983; Wintersteen & Rapp, 1986). Enquanto, por outros, a referida condição foi limitada como patologia "secundária", ou seja, produção de uma patologia também no âmbito mental diferente daquela inicial que motivou a terapêutica (Barton, 1974; Goffman, 1961; Wing, 1962, 1992; McGrath&Tantam, 1987; Perdinielli & Bertagne 1988; Tantam&McGrath, 1989; Valette *et al.,* 1986).

PARTE II
A HOSPITALIZAÇÃO PARCIAL

3. Hospital-Dia: o Serviço em Estudo

> *Há uma boa razão para que a psicologia não possa jamais dominar a loucura; é que ela só foi possível no nosso mundo uma vez a loucura dominada e já excluída do drama. E quando, através de clarões e gritos, ela reaparece como em Nerval ou Artaud, em Nietzsche ou Roussel, é a psicologia que se cala e permanece sem palavras diante desta linguagem que toma o sentido das suas palavras desta dilaceração trágica e desta liberdade de que (...) a existência dos "psicólogos" sanciona para o homem contemporâneo o pesado esquecimento.*
> (Foucault, 1968, p. 98).

Este capítulo, dedicado ao tema Hospital-Dia, está dividido em quatro intens. No primeiro, caracterizamos esse estabelecimento e, no segundo, discorremos a respeito da bibliografia identificada sobre o referido tipo de serviço. No terceiro, apresentamos uma proposta de estudo que realizamos a respeito desse local de assistência à saúde mental para, no quarto, expormos a referência teórica principal que permitiu o desenvolvimento da pesquisa em questão.

O Tipo de Serviço Hospital-Dia

O serviço de Hospital-Dia foi primeiramente introduzido no Ocidente em países desenvolvidos como o Canadá, em 1946, e nos EUA e Inglaterra, em 1948. (Campos, 1986).

A introdução dos primeiros hospitais-dia psiquiátricos (...) coincidiu com o clima de mudanças na prática psiquiátrica que ocorreu após a Segunda Guerra Mundial e que já vinha se esboçando há algum tempo. Os tratamentos em grupo, a terapia familiar, o tratamento a toxicômanos (...), os clubes sociais terapêuticos de Bierer, a proposta de comunidade terapêutica (...) foram algumas das práticas não tradicionais que possibilitaram o questionamento do modelo até então vigente – o médico tradicional. (Campos, 1986, p. 4).

Campos (1986) observou que esse tipo de serviço foi difundido nesses países a partir da segunda metade do século XX, pois de acordo com essa autora:

Na década de sessenta, os serviços de hospitalização parcial tiveram grande impulso nos Estados Unidos, em conseqüência do "Community Mental Health Act" de 1963 que propiciou a liberação de verbas para a implantação de novos programas. Na Inglaterra ocorreu processo análogo como resultado do "Mental Health Act" de 1960[21]. (p. 6).

No Brasil, foram produzidos alguns documentos do governo favoráveis à introdução desse tipo de serviço como: a Resolução número 942 de 1961, a Instrução de Serviço da Previdência Social, número 01-00/4 de 1965; o Manual de Serviço para a Assistência Psiquiátrica do INPS de 1973; a Circular número 81 de 1981; o CONASP de 1983; a Proposta de Política da Saúde Mental da Nova República de 1985, entre outros. (Campos, 1986).

---

[21] Para se ter uma idéia, nos EUA já existiam 142 hospitais-dia em 1964 e, em 1969, 300. (Pang, 1985). "Em 1980, na Grã-Bretanha e nos Estados Unidos, o número de unidades de tratamento diurno era de, aproximadamente, 2.000." (Campos, 1986, p. 6). Para outras informações sobre a história do serviço de tipo Hospital-Dia, consultar os estudos de Campos (1997), Contel (1991), Cuyler (1991), Goldman (1989), Parker & Knoll (1990) e Zusman (1992).

Apesar desses documentos, dos anos de 1960 até aproximadamente meados da década de 1980, os Hospitais-Dia que existiram no Brasil foram produto de iniciativas isoladas de algumas instituições inovadoras ou universitárias, não sendo elas, em sua maior parte, incluídas nos programas oficiais de assistência pública à saúde mental. (Campos, 1986, 1997).

Para se ter uma idéia, o primeiro Hospital-Dia de que se tem notícia no Brasil foi introduzido na Unidade Psiquiátrica do Hospital Geral dos Comerciários de São Paulo, em 1954. E, como esse, foram introduzidos outros nas décadas de 1960, 1970 e 1980. Em 1961, foi introduzido um serviço de Hospital-Dia na Clínica Pinel de Porto Alegre/RS e no Serviço de Psiquiatria da Faculdade de Medicina de Ribeirão Preto da Universidade de São Paulo; em 1965, no Setor de Psiquiatria do Hospital do Servidor Público Estadual de São Paulo; em 1973, no Departamento de Psiquiatria e de Psicologia Médica da Santa Casa de Misericórdia de São Paulo; em 1975, no Setor de Psiquiatria da Escola Paulista de Medicina; em 1980, na disciplina de Psiquiatria da Faculdade de Medicina da Universidade de São Paulo; em 1981, na Disciplina de Psiquiatria da Faculdade de Medicina da Universidade Estadual de São Paulo, entre outros. (Campos, 1986, 1997).

Grande parte desses Hospitais-Dia foi desativada com o decorrer do tempo, sendo que alguns deles foram reativados a partir de meados das décadas de 1970 e 1980. Está claro que os serviços de Hospital-Dia em questão não tinham o mesmo modelo de tratamento, porque acabaram se modificando com o decorrer do tempo. Incluíram-se novas categorias de agentes de saúde mental, bem como novos recursos terapêuticos, mas, em todos eles, havia o regime comum de hospitalização parcial diurna.

A partir do início da década de 1990 (de 1991 a 1994), surgiram vários documentos públicos que favoreceram a introdução de novos tipos de serviço no Brasil. O Ministério da Saúde e a Coordenadoria de Saúde Mental (COSAM) publicaram, no Diário Oficial da União, 12 Portarias. Algumas dessas Portarias regulamentaram os serviços de Hospital-Dia como, por exemplo, a 189 de 1991 e a 224 de 1992. (Lambert, 1999).

Desta feita, do fim da década de 1980 à década de 1990, o Hospital-Dia passou a ser difundido para a assistência pública à saúde mental. Esse tipo de serviço, assim como outros novos, foram introduzidos para suplantar a ineficiência dos serviços de tipo internação integral de longa duração e até mesmo os ambulatoriais. (Amarante, 1998b).

Conforme Alves (1996), foram instalados no Brasil 48 Hospitais-Dia até 1996 e, entre 1995 e 1999, os atendimentos nesse tipo de serviço aumentaram 163% no país, enquanto as internações psiquiátricas em serviço de tipo hospitalização integral caíram mais de 50% em alguns Estados, como São Paulo. (Folha de S. Paulo, 13 de agosto de 2000).

Atualmente, no Brasil, o modelo de serviço de Hospital-Dia encontra na Portaria 224, de 1992, um importante parâmetro normativo federal. Essa portaria não apenas caracteriza esse tipo de serviço, mas também traz critérios para diferenciá-lo de outros tipos de organizações como o Centro de Atenção Psicossocial (CAPS).

Nessa portaria, o Hospital-Dia é proposto numa rede de serviços complementares de saúde mental com diferentes graus de intensidade de atendimento, tendo cada um objetivos específicos a desempenhar no tratamento da clientela.

> A instituição de Hospital-Dia na assistência em saúde mental representa um recurso intermediário entre a internação e o ambulatório, que desenvolve programas de atenção de cuidados intensivos por equipe multiprofissional, visando substituir a internação integral. A proposta técnica deve abranger um conjunto diversificado de atividades desenvolvidas em até 5 dias da semana (de 2ª a 6ª feira), com uma carga horária de 8 horas diárias para cada paciente. (Brasil, 1992, p. 1.169).

Segundo essa portaria, um Hospital-Dia oferece tratamento intensivo à clientela, porque deveria atendê-la em situação de "crise" por um período máximo de 45 dias. E o tratamento proposto é aquele multidisciplinar (médico, psicólogo, assistente social, enfermeiro, terapeuta ocupacional e outros profissionais necessários ao trabalho), constituído de

> ...atendimento individual (medicamentoso, psicoterápico, de orientação, dentre outros); atendimento grupal (psicoterapia, grupo operativo, atendimento em oficina terapêutica, atividades socioterápicas, dentre outras); visitas domiciliares; atendimento à família; atividades comunitárias visando trabalhar a integração do paciente mental na comunidade e sua inserção social. (Brasil, 1992, p. 1.169)

Zusman (1995), ao comentar a Portaria 224 no que se refere ao âmbito de ação proposto para o Hospital-Dia, reiterou o fato de que esse é um serviço que tem como objetivo específico o tratamento de crise a qual, de acordo com ele (1995), deve ser entendida como um evento da história de vida da pessoa, ou seja, "...mais através de seu caráter dinâmico de continuidade do que de ruptura." (p. 64).

Segundo a interpretação desse autor (1995),

> A alta deve (...) ser uma preocupação constante. Primeiro porque, quanto mais rápido o paciente alcança uma organização interna, menos são os danos em sua relação familiar e social, segundo porque quanto menos tempo ele passa sob os cuidados hospitalares, menor é o estigma que irá acompanhá-lo no futuro. (...) O encaminhamento posterior a alta, em um Hospital-Dia, é tão ou mais importante quanto ao tratamento oferecido. O simples cuidado com a situação aguda sem uma preocupação com uma possibilidade de apoio continuado pode colocar todo o esforço de tratamento a perder.[22] (p. 65).

---

[22] É interessante notar que essa continuidade de tratamento parece estar isenta dos males que Zusman (1995) cogitou para aquele realizado no Hospital-Dia.

Para que o Hospital-Dia intervenha apenas na crise, o encaminhamento para a continuidade de tratamento em um outro serviço torna-se um pressuposto básico.

Zusman (1995) concluiu que, apesar dos parâmetros oferecidos pela Portaria 224, esse tipo de serviço tem seguido caminhos diferentes daquele proposto como curta internação para tratamento de crise. Assim, alguns serviços de Hospital-Dia mantêm a clientela em atendimento por mais de 45 dias por não terem para onde encaminhá-la.

Estudos sobre o Serviço de Hospital-Dia

Identificamos bibliografia internacional e nacional nos bancos de dados de referência bibliográfica *Psyclit* e *Lilacs,* com o descritor de procura *Hospital-Dia* e *Day Hospital*, que foi selecionada e apresentada abaixo em quatro grupos principais.

No *primeiro* deles, agrupamos a bibliografia em que os autores teorizaram a respeito do serviço de Hospital-Dia, propondo-o como alternativa vantajosa pela possibilidade de manutenção dos vínculos sociais com a comunidade e família, pela oportunidade de tratamento menos restritivo, pela utilização de terapêuticas multidisciplinares, entre outros.

Além disso, nesse grupo bibliográfico, esse tipo de serviço foi proposto por alguns autores como alternativa vantajosa também em termos financeiros, já que o seu custo operacional foi considerado menor do que o daqueles de tipo hospitalização integral.

A teorização sobre o Hospial-Dia foi feita mediante a consideração do funcionamento global do tratamento (Azoubel, 1986; Blaya, 1962; Furtado, 1994; Kramer, 1960; Leite *et al.*, 1999; Peck, 1963; Raimundo *et al.*, 1994; Rodriguez-Villa & Alexander, 1988; Tapia & Contel, 1996; Tavares *et al.*, 1991; Zusman, 1998). Essa proposta foi realizada também por intermédio da teorização sobre algumas atividades específicas, desenvolvidas nesse tipo de estabelecimento. (Campos, 1988; Contel *et al.* 1993, Ferreira, 1991; Ferreira, 1994; Infante & Cleber, 1991).

Já, no *segundo grupo*, o Hospital-Dia foi objeto de avaliação de qualidade e demonstram a efetividade desse tipo de estabelecimento. Essa avaliação foi feita considerando-se o funcionamento geral do serviço (Benzato, *et al.*, 1993; Camarotti, 1995; Granello *et al.*, 1999; Hoge *et al.* 1987; Hoge *et al.*, 1988, Kerr-Corrêa *et. al*, 1994; Russell *et al.*, 1996, Tasca *et al.*, 1999) ou de algumas de suas atividades específicas (Campos & Contel, 1996; Ishara, 1996; Lambert, 1999; Oliveira & Furtado, 1991; Oliveira, 1995).

Além disso, nesse mesmo grupo, dois outros tipos de estudos de avaliação foram desenvolvidos. O primeiro tipo caracteriza-se por propor a avaliação a partir da opinião dos usuários – pacientes e familiares – (Caan *et al.* 1996; Campos, 1986, 1989; Lystad, 1958; Monteiro, 1996). O segundo, por sua vez, realiza a proposta avaliativa mediante a comparação com outros serviços como o de tipo hospitalização integral (Creed *et al.* 1990; Davidson *et al.*, 1996; Dick *et al.*, 1985; Pang, 1985; Rakfeldt *et al.*, 1997).

Apesar de em grande parte da bibliografia, acima mencionada, os autores levarem em conta o fator relação entre agente de saúde mental e clientela para circunscreverem teoricamente ou avaliarem o serviço de Hospital-Dia, no *terceiro grupo da bibliografia* consultada, encontramos autores que lhe conferiram maior destaque. (Priebe & Gruyters, 1993; Priebe & Gruyters, 1994).

Assim, desse *terceiro grupo* faz parte o estudo de Priebe & Gruyters (1994). Na investigação desses autores, realizada em Hospital-Dia, agentes de saúde mental foram solicitados a avaliar a relação que mantiveram com a clientela, enquanto esta foi solicitada a avaliar se o tratamento recebido no serviço era o adequado.

"Aliança de ajuda" foi o termo retirado por eles de outros autores[23] para caracterizarem uma determinada qualidade de relação entre os agentes de saúde mental e os pacientes estudados. Essa relação, dentre outras características, foi definida pela possibilidade de o cliente reconhecer a ajuda da terapia e do terapeuta e também pela

---

[23] Dentre os autores considerados por Priebe & Gruyters (1994) para empregar o termo "aliança de ajuda", podemos citar os seguintes: Allen *et al.* (1985) e Frank & Gunderson (1990).

possibilidade de o agente de saúde mental estar disposto a investir no atendimento do usuário.

Priebe & Gruyters (1994) concluíram que a qualidade de relação terapêutica denominada de "aliança de ajuda" estava presente, quando o agente de saúde mental e a clientela emitiram uma avaliação positiva a respeito da possibilidade de aproveitamento da terapêutica proposta desde o início do tratamento. Demonstraram também que a presença da "aliança de ajuda" e, como conseqüência, da avaliação inicial positiva estiveram associadas à obtenção de melhores resultados de tratamento, no que se refere ao aspecto sintomatológico.

Num estudo anterior, realizado em serviços comunitários nos quais estava incluído o de Hospital-Dia, esses autores (1993) também sugeriram uma associação entre "aliança de ajuda" e a necessidade de um menor tempo de hospitalização dos usuários.

No *quarto grupo da bibliografia*, os autores apresentaram alguns limites no serviço de Hospital-Dia como alternativa de tratamento. (Hoge *et al.*, 1992; Hoge *et al.*, 1993; Ness, 1996; Rosie, 1987).

Um primeiro limite que foi apontado está relacionado ao fato de o Hospital-Dia não oferecer tratamento intensivo e de reabilitação diretamente na comunidade, porque o modelo é "consultorial" (*office-based*), o que dificulta a re-inserção social do usuário. (Hoge *et al.*, 1992; Hoge *et al.*, 1993; Ness, 1996).

Um segundo limite sugerido está relacionado ao fato de o Hospital-Dia ser mais uma unidade de tratamento para a clientela ter de percorrer no sistema de assistência à saúde. Em outras palavras, além de ter de se adaptar ao esquema e equipe de tratamento da hospitalização integral e do Ambulatório, o paciente teria de se acostumar também com o Hospital-Dia. Esse serviço, assim, foi reconhecido como um segmento a mais para ser percorrido pelo cliente, o que poderia prejudicar a eficiência do processo de tratamento. (Hoge *et al.*, 1992).

O tratamento assertivo na comunidade tem sido uma saída para esses limites, porque oferece acompanhamento terapêutico contínuo, assim como intensivo para dar continência aos momentos de crise.

Essa proposta terapêutica desempenha as funções executadas pelo Hospital-Dia e Ambulatório, sem impor a necessidade de encaminhamentos sucessivos, que demandam dispendiosos engajamentos à clientela. (Hoge *et al.*, 1992).

A subutilização de Hospital-Dia foi o terceiro limite apontado e está relacionado com a impossibilidade de se ocuparem as vagas oferecidas por esse tipo de serviço. Grande parte dos pacientes em crise que poderia ser encaminhada para o Hospital-Dia ainda é tratada em serviços de tipo hospitalização integral. (Rosie, 1987).

O Discurso de Agentes de Saúde Mental em Hospital-Dia: uma Proposta de Estudo

No Brasil, os novos estabelecimentos de saúde mental como o Hospital-Dia representaram (e ainda representam) certamente um avanço, entretanto, não garantem *de per si* a não-reprodução de algumas práticas ineficientes, características dos serviços de tipo internação integral de longa duração. (Cavalcanti, 1992; Fernandes, 1999; Nicácio, 1989; Pelbart, 1993). Em outros termos, ainda "...existe o risco de que a *cronificação*, libertada dos velhos tratamentos hospitalares, se re-apresente *humanizada* ...[grifos nossos]." (Schinaia *et al.*, 1983, p. 198).

Apesar dessa possibilidade, enquanto "...vários países encontram-se avaliando seus serviços [de Hospital-Dia] (...), no Brasil os responsáveis pelos programas de saúde mental estão ainda lutando para introduzi-los." (Campos, 1986, p. 123). Em outros termos,

> ...o hospital-dia como uma experiência de tratamento relativamente recente no Brasil, ainda em construção, carece de maiores reflexões quanto à sua *praxis* e de estudos que avaliem com mais abrangência e profundidade os seus resultados. (Camarotti, 1995, p. 33).

Caso não realizemos a tarefa de colocar os novos serviços de Hospital-Dia em estudo, manteremos a

...ilusão de que o hospital psiquiátrico torna-se obsoleto pela simples implantação de uma rede de serviços assistenciais "extra-hospitalares", ou aquela outra, de que pode humanizar-se e tornar-se terapêutico com a modernização técnica e administrativa... (Rotelli & Amarante, 1992, p. 53).

Ao levarmos em conta a necessidade de investigação sobre esse tipo de serviço, propusemos um estudo com o tema Hospital-Dia. Nesse estudo, tivemos como propósito o de *investigar o tema, o serviço de Hospital-Dia, a partir do âmbito discursivo que nele é encerrado a respeito da loucura*. Ou melhor, estudamos o Hospital-Dia a partir do âmbito discursivo a respeito da loucura como uma das dimensões da prática[24] estabelecida nesse tipo de serviço da rede assistencial pública de saúde mental. E, das várias possibilidades de o fazermos, *consideramos o discurso de agentes de saúde mental, psicólogos e psiquiatras, a respeito de casos de primeira internação em saúde mental que tinham recém-iniciado atendimento*.

Para o desenvolvimento do tema, com essa proposta, foram definidos dois objetivos. O *objetivo geral* foi *caracterizar o lugar instituído no discurso dos agentes de saúde mental, psicólogo e psiquiatra, para pacientes cuja primeira internação ocorreu em Hospital-Dia*. E o *objetivo específico* foi *analisar, no discurso dos agentes de saúde mental, psicólogo e psiquiatra, possíveis marcas relacionadas a fatores produtores de iatrogenia*[25].

É importante esclarecer que com os objetivos específicos não tivemos como intensão afirmar a produção de iatrogenia nos Hospi-

---

[24] No próximo capítulo, explicamos a perspectiva de discurso como uma das dimensões da prática, porque o definimos como ato e não apenas como representação.

[25] Os fatores iatrogênicos que consideramos foram aqueles apresentados no segundo capítulo dedicado aos estudos a respeito da hipótese de iatrogenia em serviço de saúde mental.

tais-Dia que foram estudados, mas sim, no campo da reflexão teórica, supor algumas possibilidades de iatrogenia para os casos considerados no discurso dos agentes de saúde mental, se encontrarmos nesse discurso marcas relacionadas a alguns dos fatores associados à produção de iatrogenia.

Vale ressaltar ainda que identificamos em nosso estudo a existência de alguns limites, a seguir mencionados, que decorrem principalmente das escolhas que fazemos na forma de abordar e de definir o objetivo para o estudo do tema.

Em primeiro lugar, as conclusões a que chegamos se restringem ao momento inicial de relação terapêutica, porque esse foi o considerado para o discurso ser estudado. E, em segundo lugar, apesar de supormos que a clientela tenha participação na definição do lugar que para ela foi produzido no discurso dos entrevistados, não abordamos diretamente esse aspecto por fugir aos objetivos predefinidos.

A pesquisa foi realizada em três diferentes serviços de Hospital-Dia do sistema público de atenção à saúde mental, sendo dois[26] deles da rede PAS – Plano de Atendimento à Saúde[27] – (*Hospital-Dia*

---

[26] Os dois Hospitais-Dia do sistema público municipal de atenção à saúde mental na cidade de São Paulo, considerados na pesquisa, foram inaugurados no ano de 1992, na gestão de 1989 a 1992 de Luíza Erundina e se tornaram PAS no ano de 1996. Segundo informações de Cláudio Luís de Freitas Costa, da Secretaria Municipal de Saúde de São Paulo, em setembro de 1999, o PAS sofreu mudanças e passou a ser denominado de SIMES – Sistema Integrado Municipal de Saúde. Com a mudança de PAS para SIMES, o sistema de Cooperativas de Trabalho permaneceu, mas com maior participação da Secretaria da Saúde. Em novembro de 1999, havia quinze Hospitais-Dia da rede pública municipal na cidade de São Paulo (onze para adultos e quatro para crianças). A demanda do município, de acordo com Costa, entretanto, seria por 24 destes serviços (informação verbal, novembro de 1999). Em 2001, com a municipalização, os serviços de saúde PAS foram sendo substituídos pelo gerenciamento do município, passando a integrar o SUS – Sistema Único de Saúde. No entanto, no período programado para o estudo, os Hospitais-Dia investigados ainda pertenciam ao PAS.

[27] O PAS foi instituído com a Lei 11.866 de 13 de setembro de 1995, publicada em 14 de setembro de 1995 no Diário Oficial do Município de São Paulo. Essa lei foi regulamentada com o Decreto nº 35.664, publicado em 17 de novembro de 1995 no Diário Oficial do Município de São Paulo. Por intermédio do PAS, a saúde, no nível municipal na cidade de São Paulo não foi mais regida pelo SUS, mas sim por um sistema de Cooperativas de Trabalho monitorado pela Prefeitura. (São Paulo, 1995a, 1995b).

1 e Hospital-Dia 2) e um[28] da rede municipal de uma cidade próxima à capital São Paulo, pertencente ao SUS[29] (*Hospital-Dia 3*). A pesquisa nesses serviços foi iniciada no primeiro semestre de 1999 e encerrada no primeiro semestre de 2000.

Para obtermos o material discursivo necessário à realização do presente estudo, entrevistamos uma única vez um psicólogo e um psiquiatra da equipe técnica de cada um dos três Hospitais-Dia pesquisados. E todos os agentes de saúde mental entrevistados estavam trabalhando no Hospital-Dia por um período superior a seis meses.

A escolha dos agentes psicólogo e psiquiatra para serem considerados no estudo deveu-se ao fato de eles apresentarem a tendência de ocupar o lugar de "agente privilegiado"[30] nos serviços de saúde

---

[28] Esse Hospital-Dia foi inaugurado em 1993, funcionando pelo SUS até o momento da pesquisa. Segundo a coordenadora do Hospital-Dia, esse era o único serviço desse tipo no município (informação verbal, agosto de 1998).

[29] Em 19 de setembro de 1990, a Lei n° 8.080 dispôs sobre as condições para a promoção, proteção e recuperação da saúde, a organização e o funcionamento dos serviços correspondentes e definiu o Sistema Único de Saúde – SUS. Ele foi identificado como o conjunto de ações e serviços prestados por órgãos e instituições públicas federais, estaduais e municipais. A iniciativa privada participaria do SUS em caráter complementar. Por intermédio dele, introduziu-se a universalidade do acesso aos serviços de saúde em todos os níveis de assistência. (Brasil, 1990).

[30] "Os agentes privilegiados que, em nossas sociedades, tendem a constituir uma categoria profissional (isto é dotada de um saber e de um poder reconhecidos institucionalmente), são aqueles cuja prática concretiza imediatamente a ação institucional. (...) Quanto mais institucionalizada a profissão dos agentes privilegiados e mais o objeto profissional se confundir com o objeto institucional, tanto mais a instituição e sua prática se confundirão com a prática de seus agentes privilegiados." (Albuquerque apud Guirado, 1987, p. 56). "*O objeto institucional é aquilo sobre cuja propriedade a instituição reivindica o monopólio de legitimidade.* (...) o objeto institucional não pode ser um objeto material, como os recursos de uma organização, mas imaterial, impalpável, e o processo de apropriação desse objeto é permanente, como processo de desapropriação dos indivíduos ou de outras instituições, no que concerne ao objeto em questão. [grifos do autor]" (Albuquerque, 1978, p. 70). Se não há dúvida de que o médico ocupou (e ocupa), no processo de domínio da loucura no Brasil, a posição de agente privilegiado nos serviços de saúde mental, nas últimas duas décadas, o psicólogo vem tentando conquistar posição análoga. Scarcelli (1998) esclareceu que o "...psicólogo, tal como o psiquiatra, sempre atua no campo 'psi'. São profissionais com formação específica na 'área mental' e, desse modo, têm ocupado lugar de destaque na equipe multiprofissional." (p. 61). Para se ter uma idéia, no "...Estado de São Paulo, a partir de 1982, o governo, ao buscar privilegiar o trabalho em saúde mental desenvolvido por uma equipe multiprofissional, passa a contratar muitos desses profissionais [psicólogos]. Estes, em muitos casos foram os únicos a se instalarem nas UBS. Passaram a trabalhar isoladamente nesses equipamentos como se fossem a própria equipe de saúde mental." (p. 61).

mental. Em outras palavras, consideramos o discurso de agentes de saúde mental que tendiam a ocupar a posição que se reconhece como de agente privilegiado nos serviços de saúde mental.

Na entrevista, o psicólogo e o psiquiatra falaram a respeito de um caso em que tinham recém-iniciado o atendimento no Hospital-Dia. Cada par de agentes de saúde mental constituído de um psicólogo e de um psiquiatra, proveniente de um dos Hospitais-Dia considerados no estudo, desenvolveu o seu discurso a respeito de um mesmo caso.

Adotamos quatro critérios para a escolha[31] das pessoas atendidas pelos agentes de saúde mental que foram consideradas como casos-referência. Os critérios empregados foram os seguintes: (1) histórico de tratamento em saúde mental anterior, (2) tempo de início do que se reconhece como "crise/surto/doença", (3) idade e (4) tempo de atendimento no Hospital-Dia em estudo.

Os casos escolhidos para serem considerados no discurso dos entrevistados tiveram a sua primeira internação em saúde mental no serviço de Hospital-Dia[32] pesquisado, ou seja, não haviam realizado tratamento em serviço de tipo hospitalização integral, ambulatorial ou mesmo em Hospital-Dia. Além disso, quando realizamos as entrevistas com os agentes, as pessoas atendidas não tinham iniciado tratamento no Hospital-Dia por um período superior a trinta dias.

Esses casos selecionados não haviam apresentado o que se reconhece como "crise/surto/doença" por um período superior a seis meses antes do início do atendimento no Hospital-Dia. E estavam no intervalo de idade de 17 a 25 anos, ou seja, entre o final da fase da adolescência e o período de desenvolvimento, denominado de adulto jovem. (Campbell, 1986; Lidz, 1986a, 1986,b).

---

[31] Todas as informações necessárias para fazermos valer os critérios que adotamos para considerarmos a clientela em primeira internação em um Hospital-Dia, como caso-referência para o estudo, foram obtidas mediante consulta aos prontuários e aos agentes de saúde mental dos serviços considerados.

[32] Como o Hospital-Dia não era "porta de entrada" para um início de tratamento, todos os casos-referência vieram encaminhados de Prontos-Socorros, onde receberam medicação de emergência.

Os casos, por isso, estiveram no final da fase da adolescência ou na adulta jovem que, apesar das diferenças, possuem pontos em comum. Em ambas, geralmente, a pessoa ainda está ocupada em definir os campos afetivo, profissional e educacional, ou seja, ela está imersa em questões relacionadas à construção de um "espaço próprio", diferente daquele oferecido pelo contexto familiar de origem. (Campbel, 1986; Lidz, 1986a, 1986b).

Por intermédio desses critérios, no momento da entrevista, os agentes de saúde mental tiveram *como referência para o discurso pessoas na faixa de idade entre 17 e 25 anos, sem histórico do que se reconheceu como "crise/surto/doença" por um período superior a seis meses, com a primeira internação no serviço de Hospital-Dia, num período que não excedeu o de trinta dias.*

A definição da idade e da ausência de período longo (superior a seis meses) de doença para os casos-referência foi uma tentativa de tornarmos o material discursivo mais específico e, assim, mais representativo para a análise. Já a escolha de casos em situação de primeira internação se deveu ao fato de pretendermos investigar o lugar que lhes foi instituído no discurso do agente de saúde mental do Hospital-Dia e não aquele predefinido ou previamente marcado por outras internações, por exemplo. Explicando melhor, ao escolhermos casos sem histórico de doença mental nem de tratamentos anteriores, buscamos tornar mais evidente o processo de atribuição de um lugar para eles no discurso dos agentes de saúde mental do Hospital-Dia.

As informações a respeito dos casos, bem como dos entrevistados para podermos avaliar a possibilidade de serem incluídos na presente pesquisa foram registradas numa ficha. Cada uma das seis fichas preenchidas correspondentes a cada entrevista que foi realizada está apresentada no Anexo 2, denominado de "Fichas das Entrevistas".

As entrevistas foram feitas na forma semi-estruturada, ou seja, organizadas de modo a permitir um certo direcionamento, para obter a fala dos agentes a partir de alguns temas a respeito dos casos. Esses assuntos são propostos no roteiro, apresentado no Anexo 1, que utilizamos para as entrevistas com todos os agentes de saúde mental.

Marcas da Iatrogenia no Discurso de Profissionais em Hospital-Dia

Os temas que escolhemos foram os seguintes: (1) a compreensão que o agente de saúde mental desenvolveu sobre a pessoa que atendeu no Hospital-Dia, (2) o atendimento que o agente de saúde mental propôs a ela nesse serviço, (3) o atendimento que o agente de saúde mental propôs à família, (4) a forma de finalização do atendimento que o agente de saúde mental propôs para ela e (5) o prognóstico formulado para ela.

Essas entrevistas foram realizadas nos Hospitais-Dia, onde os agentes de saúde mental trabalham. Elas tiveram a duração aproximada de uma hora e trinta minutos. Realizamos as entrevistas com os agentes de saúde mental no momento inicial da relação terapêutica com a clientela (casos-referência). Fixamos um momento semelhante para a realização das entrevistas, na tentativa de levarmos em conta um fator importante para a fala dos agentes: o tempo de exposição que tiveram para o conhecimento dos clientes.

Para caracterizarmos o que consideramos como "momento inicial" para a realização da entrevista, utilizamos uma medida quantitativa[33], vale dizer, delimitamos uma quantidade de atendimentos realizados pelo agente de saúde mental ao cliente. Definimos como "momento inicial" aquele constituído num intervalo, de no mínimo, dois e de, no máximo, quatro atendimentos. Além disso, o intervalo especificado de atendimentos ocorreu num período que não excedeu trinta dias a contar do início do tratamento do caso no Hospital-Dia, como afirmamos anteriormente.

Sabíamos que, num atendimento em Hospital-Dia, tanto o psicólogo quanto o psiquiatra encontrariam diariamente a pessoa sobre a qual discorreram. Entretanto, consideramos como "atendimentos" aqueles previstos na programação de atividades da instituição ou aqueles que foram assim reconhecidos pelos profissionais entrevistados.

Todas as entrevistas foram gravadas e transcritas literalmente, sem a identificação pelo nome verdadeiro do entrevistado e do usuá-

---

[33] Desta forma, levamos em conta apenas o aspecto quantitativo – o número de atendimentos – e não o qualitativo para definirmos o momento inicial de relação entre agente de saúde mental e cliente.

rio. Obtivemos a autorização para o uso das entrevistas por meio de um Termo de Consentimento Informado.

Após termos definido o estudo que realizamos sobre o tema Hospital-Dia, acreditamos ser importante caracterizar a proposta de atendimento dos Hospitais-Dia que pesquisamos, para que possamos indicar alguns aspectos específicos desses serviços. Para tanto, consideramos documentos produzidos nesses estabelecimentos, que contêm as diretrizes do atendimento que prestavam aos usuários.

Para os Hospitais-Dia 1 e 2, utilizamos o documento "Normatização de Ações nos Hospitais-Dia de Saúde Mental da Secretaria Municipal da Saúde" (1995c), desenvolvido para esse tipo de serviço pelo PAS (Plano de Assistência à Saúde). E, para o Hospital-Dia 3, único serviço pertencente ao SUS (Sistema Único de Saúde), consideramos o "Projeto do Hospital-Dia" (1998), que nele foi formulado.

Nesses documentos, identificamos grande parte das proposições da Portaria 224. O Hospital-Dia foi apresentado como serviço de uma rede de atenção à saúde mental integrada, regionalizada e hierarquizada. Esse tipo de serviço foi reconhecido como atendimento de modalidade intensiva, ou seja, dedicado ao atendimento da clientela em crise. E o regime de funcionamento foi o de hospitalização parcial (manhã e tarde), de segunda a sexta-feira. (São Paulo, 1995c; Hospital-Dia, 1998).

Os serviços estudados ofereciam, em média, vagas para 30 pacientes acima de 18 anos, em situação de crise classificada como psicótica ou neurótica grave. O Hospital-Dia da rede municipal do SUS, entretanto, atendia pacientes a partir de 15 anos. A maior parte da clientela assistida nesses Hospitais-Dia não tinha o primeiro grau completo e a renda familiar estava aproximadamente em torno de dois a três salários mínimos.

O modelo terapêutico proposto foi multiprofissional com vistas a considerar os aspectos individuais, familiares e sociais na compreensão e intervenção sobre os pacientes. A reunião de equipe técnica semanal foi um procedimento que fazia parte desse modelo. (São Paulo, 1995c; Hospital-Dia, 1998).

As atividades terapêuticas propostas correspondiam à intervenção em grupo e individual, tanto para a clientela quanto para a sua família. E, dessas atividades em grupo, faziam parte o grupo psicoterapêutico, o grupo de terapia ocupacional, o grupo de atividade livre, o grupo de medicação, o grupo de família, o grupo de atividade fora do Hospital-Dia, entre outras, e das atividades individuais, o atendimento psicoterápico e o terapêutico-ocupacional. Contudo, as atividades terapêuticas, em sua grande maioria, eram propostas em grupo, sendo algumas delas destinadas especificamente aos familiares das pessoas em tratamento. (São Paulo, 1995c; Hospital-Dia, 1998).

No modelo terapêutico proposto, havia a preocupação de se estabelecer, desde o início do tratamento, um projeto terapêutico específico para cada cliente atendido, considerando as suas necessidades. (São Paulo, 1995c; Hospital-Dia, 1998).

Observamos a proposição de objetivos comuns para os três serviços de Hospital-Dia, e eles eram os seguintes: remitir crise, substituir a internação em serviços de tipo hospitalização integral, favorecer a qualidade de vida, evitar a segregação social, evitar a cronificação e favorecer a reinserção social. (São Paulo, 1995c; Hospital-Dia, 1998).

Nos Hospitais-Dia 1 e 2, o critério da alta era circunscrito à

> ...remissão ou melhora do quadro clínico que determinou o encaminhamento para o Hospital-Dia; vinculação do usuário a outro equipamento no sentido de ter garantida a continuidade do tratamento; continência familiar e/ou social; reinserção social guardadas as limitações do usuário e equipamento. (São Paulo, 1995c, p. 7).

Esses dois serviços tinham predefinido o prazo máximo de tratamento em 60 dias, com a possibilidade de estendê-lo, caso fosse necessário para o tratamento da crise na clientela. (São Paulo, 1995c).

Já no Hospital-Dia 3, o critério da alta incluia "...melhora no pragmatismo, no relacionamento interpessoal diante da família e sociedade, uma melhor compreensão sobre a doença pela família e garantia de continência da mesma e, principalmente, uma reorganização psíquica do paciente." (Hospital-Dia, 1998, p. 10). Observamos no projeto desse serviço uma ênfase maior no objetivo reinserção social do que nos dois outros estudados. A reinserção social (incluindo-se a profissional) não pareceu ser um objetivo apenas desejável e sim tão importante quanto aquele de remissão da crise. Após a remissão da fase aguda da crise, à clientela era prevista, então, a possibilidade de ficar no Hospital-Dia. (Hospital-Dia, 1998). Não identificamos menção a um tempo específico que fosse limite para a permanência da clientela nesse atendimento.

Nesses termos, podemos dizer que a despeito dos pontos em comum, os documentos-referência dos Hospitais-Dia 1 e 2 parecem se aproximar mais das diretrizes da Portaria 224 produzida para os serviços de Hospital-Dia do que o documento-referência do Hospital-Dia 3.

A forma por meio da qual propomos o estudo do tema Hospital-Dia encontra respaldo epistemológico na compreensão que temos dos trabalhos: *Doença Mental e Psicologia* (1968) e *História da Loucura na Época Clássica* (1972), desenvolvidos por Foucault a respeito da loucura no Ocidente. No próximo item, discorreremos sobre essa perspectiva epistemológica.

Foucault e a História da Loucura: O Parâmetro Epistemológico do Estudo

A nosso ver, nos estudos supracitados acerca da loucura, Foucault (1968, 1972) propôs as teses de que (1) as noções que definem a loucura não mantêm uma identidade natural com ela, mas sim, histórica; (2) essas noções instituem à loucura um lugar no discurso produzido a respeito dela e (3) o lugar no discurso participa da arregimentação e esquadrinhamento das possibilidades de circulação da loucura no contexto social.

Nesses dois livros, Foucault (1968, 1972) demonstrou que a loucura foi (e é) definida por meio de várias noções instituídas no discurso no decorrer da história que não manteriam (e mantêm) com ela uma *identidade natural*, mas sim *histórica*. Essas noções instituíram (instituem) à loucura um lugar no discurso produzido a respeito dela, que estaria relacionado com a definição das possibilidades de sua circulação no contexto social. Isso quer dizer que o lugar instituído à loucura no discurso produzido a respeito dela, a partir das noções que são empregadas para defini-la, favoreceria a possibilidade de ela ocupar um determinado espaço no contexto social. O lugar no discurso, portanto, seria um dos vetores históricos que participaria da arregimentação e esquadrinhamento para a loucura de suas possibilidades de circulação no convívio social.

Para sustentar as teses que propôs, como podemos identificar abaixo, esse autor (1968, 1972) demonstrou as variações das noções empregadas para a definição da loucura, com a concomitante instituição de diferentes lugares no discurso produzido a respeito dela e de distintos espaços no contexto social.

Foucault (1971) esclareceu que

> Desde a alta Idade Média, o louco é aquele cujo discurso não pode circular como o dos outros: pode ocorrer que a sua palavra seja considerada nula e não seja acolhida, não tendo verdade nem importância (...); ocorre também, em contrapartida, que se lhe atribua, por oposição a todos os outros, estranhos poderes, o de dizer uma verdade escondida, o de pronunciar o futuro, o de ver com toda a ingenuidade aquilo que a sabedoria dos outros não pode perceber. É curioso constatar que durante séculos, na Europa, a palavra do louco não era ouvida, ou então, se o era, era escutada como palavra de verdade. (1997c, p. 11).

Em linhas gerais, de acordo com o autor (1968, 1972), até meados do século XVII, a loucura foi em grande parte definida a partir da noção de transcendência (expressão de outro mundo)[34], noção essa que lhe circunscreveu o lugar de enunciação da verdade no discurso produzido a respeito dela. Ela "...constituía uma espécie de ameaça aberta cujos perigos podiam sempre, pelo menos de direito, comprometer as relações da subjetividade e da verdade." (Foucault, 1997a, p. 47).

O lugar de enunciação da verdade no discurso produzido a respeito dela foi um fator que favoreceu a possibilidade de, até aproximadamente o início do século XVII, o contexto social ter sido

> ... hospitaleiro para com a loucura. Ela ali está presente, no coração das coisas e dos homens, signo irônico que embaralha as referências do verdadeiro e do quimérico, mal guardando a lembrança das grandes ameaças trágicas – vida mais perturbada que inquietante, agitação irrisória na sociedade, mobilidade da razão. (Foucault, 1997a, p. 44).

Desse modo, a "...loucura é no essencial experimentada em estado livre, ou seja, ela circula, faz parte do cenário e da linguagem comuns, é para cada um uma experiência cotidiana que se procura mais exaltar do que dominar." (Foucault, 1968, p. 78).

No entanto, de acordo com o pensador francês (1972),

> A partir da era clássica e pela primeira vez, a loucura é percebida através de uma condenação ética da ociosidade e numa imanência social garantida pela comunidade de trabalho. Esta comunidade adquire um poder ético de divisão que lhe permite rejeitar, como num outro mundo, todas as formas da inutilidade social. É nesse *outro mundo*, delimitado pelos poderes sagrados do labor, que a loucura vai adquirir esse estatuto que lhe reconhecemos. Se existe na loucura clássica alguma coisa que fala de *outro lugar* e de

---

[34] Foucault (1968, 1972) afirmou que a experiência da loucura nesse período foi polimorfa no Ocidente, todavia, ele demonstrou ter havido a preponderância de defini-la com noções que a circunscreviam como expressão da transcendência.

outra coisa, não é porque o louco vem de um outro céu, (...) ostentando seus signos [como no período anterior]. É porque ele atravessa por conta própria as fronteiras da ordem burguesa, alienando-se fora dos limites sacros de sua ética. [grifos do autor] (Foucault, 1997a, p. 73).

Após a metade do século XVII, as "...novas significações atribuídas à pobreza, a importância dada à obrigação do trabalho e todos os valores éticos a ele ligados determinam a experiência que se faz da loucura e modificam-lhe o sentido." (id., p. 78). Ela passou a ser definida a partir da noção de desvio moral, ou seja, "...no horizonte social da pobreza, da incapacidade para o trabalho, da impossibilidade de integrar-se no grupo; (...) momento em que começa a inserir-se no texto dos problemas da cidade." (id., p. 78).

Com a definição cunhada no horizonte do desvio moral, à loucura foi instituído o lugar de enunciação de não verdade/erro no discurso produzido sobre ela. Ou melhor, ela "...foi colocada fora do domínio no qual o sujeito detém seus direitos à verdade: domínio este que, para o pensamento clássico, é [apenas] a própria razão." (id., p. 47). Tal lugar lhe favoreceu a possibilidade de ser "...*exilada* (...) Traça-se uma linha divisória que logo tornará impossível a experiência, tão familiar à Renascença, de uma Razão irrazoável... [grifo nosso]" (id., pp. 47, 48). "Nasceu uma sensibilidade, que traçou uma linha, determinou um limiar, e que procede a uma escolha, a fim de banir. (...) Com isso a loucura é arrancada a essa liberdade imaginária que a fazia florescer ainda nos céus da Renascença." (id., p. 78).

A loucura foi introduzida na contingência de exclusão do convívio social realizada em organizações de internamento de caráter prisional. Junto a ela, outros grupos também "capturados" pela noção de desvio moral foram banidos. Assim, nesse exílio, "...encontravam-se misturados os doentes venéreos, devassos, 'pretensas feiticeiras', alquimistas, libertinos ..." (1997a, p. 105).

Com a amplitude da noção de desvio moral, que permitiu a mistura da loucura com outros grupos, "Parentescos se formam, comunicações se estabelecem (...) um campo quase homogêneo se vê assim delimitado." (id., p. 105). O espectro de desvios possíveis associados à loucura foi, portanto, ampliado, como Foucault (1968) esclareceu no trecho citado abaixo:

> ...a loucura no internamento criou *parentescos* novos e estranhos. Este espaço de exclusão que agrupava, com os loucos, os portadores de doenças venéreas, os libertinos e muitos criminosos maiores ou menores provocou uma espécie de *assimilação* obscura; e a loucura estabeleceu com as *culpas morais* e *sociais* um parentesco que não está talvez prestes a romper. (...) Tudo isto não é a descoberta progressiva daquilo que é a loucura na sua *verdade* de *natureza*; mas somente a *sedimentação* do que a *história* do Ocidente fez dela... [grifos nossos] (p. 80).

Considerando esse trecho, podemos pensar que o autor (1968, 1972) apontou para a possibilidade de o lugar atribuído à loucura no discurso, por intermédio dessa noção de desvio moral, ter-lhe favorecido não só a contingência de ser internada, mas também aquela de (re)produzir a própria noção de desvio a qual foi (in)vestida para ser definida no decorrer da história.

A partir do fim do século XVIII e início do XIX, a noção de desvio moral sofreu modificações. A loucura passou a ser definida preponderantemente com a noção de doença mental, produzida no discurso científico médico-psiquiátrico. Os parâmetros de saúde e de tratamento desse discurso delimitaram a perspectiva de patologia implicada na noção de doença mental empregada para definir a loucura.

Com a perspectiva de patologia, produzida pelos parâmetros de saúde e de tratamento, a noção de doença mental reiterou para a loucura a instituição de um lugar de enunciação de erro ou de não-verdade no discurso produzido a respeito dela. Esse lugar contribuiu para que a loucura se mantivesse excluída do convívio social. Tal exclusão não ocorria em um simples internamento prisional como até o fim do século XVIII, mas em um internamento especializado, médico. (Foucault, 1968, 1972).

À loucura coube, então, o espaço de exílio em organizações de internamento onde foi submetida à tutela, à sugestão, à correção e à dependência, que a favoreceu como, no internamento prisional anterior, a possibilidade de assumir as feições de algumas das noções utilizadas para defini-la como aquela de patologia do tipo histeria.

> A situação de internamento e de tutela imposta ao alienado desde o fim do século XVIII, sua dependência total com relação à decisão médica contribuíram, sem dúvida, para fixar, no fim do século XIX, a personagem do histérico. Despojado de seus direitos pelo tutor e pelo conselho de família, recaindo praticamente no estado de menoridade jurídica e moral, privado de sua liberdade pelo médico todo-poderoso, o doente tornava-se o centro de todas as sugestões sociais: e no ponto de convergência destas práticas apresentava-se a sugestibilidade, como síndrome maior da histeria. Babinski, impondo de fora a sua doente o domínio da sugestão, a conduzia a este ponto de alienação no qual, destruída, sem voz e sem movimento, estava preparada para receber a eficácia da palavra milagrosa: "Levanta-te e anda". E o médico encontrava o sinal da simulação no sucesso de sua paráfrase evangélica, já que a doente, seguindo a injunção ironicamente profética, levantava-se realmente e realmente andava. Ora, naquilo que o médico denunciava como ilusão, ele esbarrava de fato com a realidade de sua prática médica: nesta sugestibilidade, ele encontrava o resultado de todas as sugestões, de todas as dependências às quais estava submisso o doente. (Foucault, 1968, pp. 19, 20).

Sendo assim, o autor (1972) esclareceu que

> ...enquanto o doente mental é inteiramente alienado na pessoa real de seu médico, o médico dissipa a realidade da doença mental no conceito crítico de loucura. De modo que nada mais resta, fora das formas vazias do pensamento positivista, além de uma única realidade concreta: *o par médico-doente* no qual se resumem, se ligam e se desfazem todas as alienações. [grifos nossos] (1997a, p. 502).

Como podemos observar no fragmento abaixo transcrito, esse autor (1972) considerou que não apenas o que se reconhecia como patologia, mas também como cura estariam diretamente relacionadas ao lugar que foi instituído para a loucura no discurso produzido a seu respeito, a partir da noção de doença mental.

> Acredita-se que Tuke e Pinel abriram o asilo ao conhecimento médico. Não introduziram uma ciência, mas uma personagem, cujos poderes atribuíam a esse saber apenas um disfarce ou, no máximo, sua justificativa. Esses poderes, por natureza, são de ordem moral e social; estão enraizados na minoridade do louco, na alienação de sua pessoa, e não de seu espírito. Se a personagem do médico pode delimitar a loucura, não é porque a conhece, é porque a domina; e aquilo que para o positivismo assumirá a figura da objetividade é apenas o outro lado, o nascimento desse domínio. (...) É daí que o médico retira seu poder de cura, e (...) o doente se vê alienado no médico, no interior do par médico – doente, que o médico tem o poder quase milagroso de curá-lo. (...) Mas, se o médico se torna rapidamente um taumaturgo para o doente, a seus próprios olhos de médico positivista ele não o pode ser. Esse poder obscuro cuja origem ele não conhece, onde ele não pode decifrar a cumplicidade do doente e onde ele não consentiria em re-

conhecer os antigos poderes de que é feito, precisa receber dele um estatuto. E dado que nada no conhecimento positivo pode justificar semelhante transferência de vontade, ou semelhantes operações à distância, logo virá o momento em que a loucura será considerada, ela mesma, como a responsável por essas anomalias. Essas curas sem suporte e a respeito das quais se deve reconhecer que não são falsas curas, tornar-se-ão curas verdadeiras de falsas doenças. (1997a, pp. 498, 500, 501).

Em nossa opinião, Foucault parece ter cogitado o fato de que o lugar instituído à loucura no discurso, a partir da noção de doença mental, introduziu-a na contingência de (re)produzir os atributos implicados na definição de patologia dessa noção, na qual foi (in)vestida para ser restringida. Assim como o autor pareceu sugerir que o lugar instituído à loucura, por meio da noção de desvio moral, em meados do século XVII até o fim do XVIII, introduziu-a na contingência de (re)produzir os atributos desviantes especificados nessa noção, o mesmo se aplicaria para a noção de doença mental empregada para defini-la em outro momento histórico.

Desse modo, Foucault (1968) propôs que parte do "...que se descobre na qualidade de 'psicologia' da loucura é (...) resultado das operações nas quais nela se investiu." (p. 84). Pela noção de doença mental, o que foi originalmente histórico passou a ser assimilado pela loucura e reconhecido, portanto, como seu atributo natural pela ciência médica.

> Resumindo, pode-se dizer que as dimensões psicológicas da doença não podem, sem algum sofisma, ser encaradas como autônomas. Certamente, pode-se situar a doença mental em relação à gênese humana, em relação à história psicológica e individual, em relação às formas de existência. Mas não se deve fazer destes diversos aspectos da doença formas ontológicas se não se quer recorrer a explica-

ções míticas (...). Na realidade, é somente na história que se pode descobrir o único *a priori* concreto, onde a doença mental toma, com a abertura vazia de sua possibilidade suas figuras necessárias. (id., p. 96).

O reconhecimento da doença mental, portanto, não é um ato simples, porque estaria baseado em um certo número "...de operações prévias e sobretudo neste recorte do espaço social segundo as linhas da valorização e da exclusão. Quando o médico acredita diagnosticar (...) um fenômeno de natureza, é a existência deste limiar que permite portar o julgamento..." (id., p. 89). Isto é,

> Esta organização teórica da doença mental está ligada a todo um sistema de práticas: organização da rede médica, sistema de detecção, profilaxia, forma da assistência, distribuição dos cuidados, critérios de cura, definição da incapacidade civil do doente e de sua irresponsabilidade penal; em resumo, todo um conjunto que define numa cultura dada a vida concreta do louco. (id., pp. 90, 91).

Considerando o exposto, podemos dizer que no método empregado por Foucault (1968, 1972) para estudar a loucura, as noções utilizadas para defini-la deixaram de ser tomadas como *termos-representantes* que manteriam *relação natural* com uma realidade biológica, social ou psicológica supostamente localizada no louco.

A novidade trazida por esse autor (1968, 1972) está na possibilidade de abordarmos a loucura de uma outra forma, de um *ponto de vista institucional*, o que significa considerar o lugar que lhe é instituído no discurso que a respeito dela é produzido. Esse lugar é entendido como um aspecto que favoreceria à loucura ocupar um determinado espaço no contexto social e também a (re)produzir as noções nas quais foi (in)vestida para ser definida. De forma sintética, afirmamos que Foucault (1968, 1972) nos ensina como a loucura pode ser estudada como evento humano matriciado no discurso que é instituído para ela.

Dessa maneira, com Foucault (1968, 1972), pudemos nos lançar em um estudo que investigou o serviço de Hospital-Dia a partir do âmbito discursivo que nele é encerrado a respeito da loucura. Ou melhor, investigamos o Hospital-Dia a partir do âmbito discursivo sobre a loucura como uma das dimensões da prática, estabelecida nesse tipo de estabelecimento da rede assistencial pública de saúde mental.

No próximo capítulo, apresentamos o procedimento que utilizamos para a análise dos discursos dos agentes de saúde mental de Hospital-Dia que foram entrevistados.

4. A Psicologia Institucional: Referência Teórico-metodológica do Estudo

> *...as diversas modalidades de enunciação, em lugar de remeterem à síntese ou à função unificante de um sujeito, manifestam sua dispersão: nos diversos* status, *nos diversos lugares, nas diversas posições que pode ocupar ou receber quando exerce um discurso, na descontinuidade dos planos de onde fala. Se esses planos estão ligados por um sistema de relações, este não é estabelecido pela atividade sintética de uma consciência idêntica a si, muda e anterior a qualquer palavra, mas pela especificidade de uma prática discursiva. Renunciaremos, pois, a ver no discurso um fenômeno de expressão – a tradução verbal de uma síntese realizada em algum outro lugar; nele buscaremos antes um campo de regularidade para diversas posições de subjetividade. O discurso, assim concebido, não é a manifestação, majestosamente desenvolvida, de um sujeito que pensa, que conhece, e que o diz: é, ao contrário, um conjunto em que podem ser determinadas a dispersão do sujeito e sua descontinuidade em relação a si mesmo. É um espaço de exterioridade em que se desenvolve uma rede de lugares distintos.* (Foucault, 1997b, pp. 61, 62).

No presente capítulo, apresentamos a Psicologia Institucional, articulada por Guirado (1986, 1987, 1995, 2000), como a referência teórico-metodológica utilizada no estudo que realizamos a respeito do Hospital-Dia. Essa exposição foi organizada em quatro itens. Nos três primeiros, discorremos sobre as noções de instituição, de discurso e de sujeito psíquico, que são centrais no pensamento da referida autora. No último, expomos a proposta de análise de discurso da Psicologia Institucional, bem como a forma que procedemos com ela na leitura dos discursos dos agentes de saúde mental dos Hospitais-Dia investigados.

O pensador francês Michel Foucault é referência teórica fundamental na obra de Guirado, contudo, detivemo-nos a considerar Albuquerque, autor da Sociologia que desenvolveu uma proposta de Análise Concreta das Instituições, para a noção de instituição de que se valeu a autora e Dominique Maingueneau, lingüista francês de inspiração pragmática, para discorrermos a respeito da noção de discurso utilizada por ela. Esses dois autores foram escolhidos em razão do fato de serem considerados por Guirado como referências importantes em sua estratégia de pensamento. É importante esclarecer que, tanto Maingueneau quanto Albuquerque, autores considerados por Guirado, de modo diferente, tiveram as idéias de Foucault como organizadores de seu pensamento.

Noção de Instituição

A noção de instituição é referência teórica fundamental da proposta metodológica de Guirado, e ela se valeu dessa noção tal como desenvolvida por Albuquerque, que a definiu "...a partir das relações sociais que inclui, e não em função de suas fronteiras materiais." (Albuquerque *apud* Guirado, 1987, p. 54).

Considerando essa definição, instituição "...não significa (...) ambiente físico, mas (...) pautas de relação. (...) de relações sociais que se repetem e se legitimam enquanto se repetem..." (Albuquerque *apud* Guirado, 1986, pp. 39, 40). As relações sociais se repetem e, nesse processo, se legitimam, porque o sujeito "...reconhece a ordem estabelecida como natural e autêntica e (...) se desconhece o caráter instituído desta ordem, assim como sua capacidade de instituir novas relações." (Albuquerque *apud* Guirado, 1987, p. 73).

Como podemos observar, a noção de instituição que Guirado (1987) utilizou não a circunscreve como sinônimo de organização, estabelecimento, ambiente físico, mas sim como processo social, ou melhor, como processo de repetição e legitimação de relações sociais. A noção de instituição define, em termos teóricos, a existência do *processo de (re)produção de relações sociais*.

Noção de Discurso

Guirado (1986, 1987, 1995, 2000) empregou a noção de *discurso* introduzida por Foucault (1971, 1974, 1979), que o definiu como *ato*, ou seja, como um dos âmbitos da prática.

Para Foucault (1971), definir discurso como ato significa entender que ele "...não é simplesmente aquilo que traduz as lutas ou os sistemas de dominação, mas aquilo pelo qual, e com o qual se luta, o poder do qual nós queremos nos apoderar." (1997c, p. 10,11). Isso significa que as "...relações de poder (...) não podem se dissociar, se estabelecer nem funcionar sem uma produção, uma acumulação, uma circulação e um funcionamento do discurso." (Foucault, 1995, p. 179). Esse autor propôs, com essa definição, "...restituir ao discurso o seu caráter de acontecimento..." (1997c, p. 38), a "...materialidade do discurso, o caráter factual do discurso..." (1996, p. 141).

O discurso é, assim, valorizado por Foucault (1971) como acontecimento: luta, poder, relação entre sujeitos. Eles "...devem ser tratados como *práticas* descontínuas, que se cruzam, que se justapõem por vezes, mas que também se ignoram ou se excluem. [grifo nosso]" (1997c, p. 39).

Nesses termos, a noção de discurso desenvolvida por Foucault (1971, 1974, 1979) suplantou as dicotomias discurso e realidade ou discurso e prática tão caras às ciências humanas, à medida que o privilegiou como ato.

Para esclarecermos a noção de discurso como ato proposta por Foucault (1971, 1974, 1979), que é convalidada por Guirado (1995,

2000), utilizamos a forma apresentada dessa noção por Maingueneau (1996, 1997a, 1997b, 1998a, 1998b), que a articulou no campo teórico da Lingüística francesa pragmática[35].

Maingueneau (1997a) propôs essa noção de discurso, utilizando algumas metáforas produzidas nesse campo teórico. E, dentre elas, encontramos a do jogo, a do contrato e a do teatro. Todavia, escolhemos a metáfora de contrato, porque, no nosso entender, ela permitiu a esse autor resgatar com mais propriedade a dimensão da ação contida no discurso.

A metáfora de contrato possibilitou ao autor (1997a) definir discurso como ato ao lhe ter disponibilizado a imagem de "contrato em cena"[36]. Essa metáfora permitiu restringir a noção de discurso a partir do contrato que põe em cena para os sujeitos falantes. O discurso foi definido como oportunidade de execução de "...contratos que dizem a cada um, quais são os deveres e quais os seus direitos." (Maingueneau *apud* Guirado, 2000, p. 95). Esses contratos produzem o estatuto que "...o enunciador (...) deve assumir e qual estatuto deve conferir a seu co-enunciador para tornar-se sujeito de seu discurso..." (Maingueneau, 1997a, p. 36).

Na imagem de contrato em cena, está implicada a perspectiva de que os sujeitos "...não se contentam (...) em transmitir conteúdos

---

[35] Maingueneau (1998b) esclarece que a pragmática foi proposta pelo filósofo americano C. Morris em 1938. Para esse autor (1998b), a pragmática é uma designação constantemente equívoca, empregada tanto para se referir a um *domínio* da lingüística como a um certo *modo de apreensão* do discurso. Ele (1998b) acrescenta que o termo pragmática na lingüística moderna está associado, principalmente, à noção de *componente pragmático* do discurso. Para esse teórico (1998b), há dois níveis de análise do discurso, isto é, o nível da semântica, que se refere ao aspecto lingüístico do sentido, e o nível pragmático, que é o componente pragmático. No presente livro, consideramos da *pragmática*, o modo de apreensão de discurso, desenvolvido por Maingueneau (1998b), a partir da noção de discurso como ato, articulada por Foucault (1971, 1974, 1979). Além disso, consideramos também a idéia de componente pragmático do discurso, para a análise das entrevistas dos agentes de saúde mental dos Hospitais-Dia investigados. A noção de componente pragmático foi definida no item "Análise de Discurso (a.d.): procedimento da Psicologia Institucional", ainda nesse capítulo.

[36] Para não cairmos novamente numa abordagem que toma o discurso como representação da realidade, "...seria preciso não conceber esta cena como a duplicação ilusória, a re-presentação de realidades, de conflitos (sociais, econômicos) dados antecipadamente." (Maingueneau, 1997, p. 33). O autor (1997) referiu-se à cena como cena enunciativa, ou melhor, como cena que se constitui do próprio ato discursivo.

representativos, empenham-se constantemente em posicionar-se através do que dizem, a afirmar-se afirmando, negociando sua própria emergência no discurso..." (Maingueneau, 1996, p. 21). Assim, discurso não é definido "...somente [como] uma atividade de expressão do sujeito, [mas como] (....) uma atividade fundamentalmente cooperativa. É uma ação com dois parceiros. (...) A idéia básica é a de uma atividade de cooperação." (Maingueneau *apud* Guirado, 2000, p. 29). O discurso é definido pelo autor (1997) ao considerar as pautas de *relação* que inclui, pois "...os atos de fala acionam convenções que regulam institucionalmente as relações entre sujeitos, atribuindo a cada um [deles], um estatuto na atividade da linguagem." (Maingueneau, 1997a, p. 30).

De acordo com essa noção de discurso, "...quando falamos fazemos duas coisas, dizemos algo e estabelecemos um *certo tipo de relação* (...). É impossível consumir sentidos sem consumir ao mesmo tempo a relação que leva esse sentido. [grifos nossos]" (Maingueneau, 1997b, p. 4).

> De uma maneira mais geral, o discurso é sempre pôr *em relação dois lugares*. O problema dos parceiros não é somente transmitir idéias, mas é fazer reconhecer o lugar a partir do qual [se] está falando. E fazer o outro reconhecer o lugar a partir do qual está recebendo o discurso. (...) Porque é unicamente a partir dos lugares que as palavras podem tomar um sentido. [grifos nossos]" (Maingueneau *apud* Guirado, 2000, p. 99).

Para Maingueneau (1996), então, o discurso

> ...define necessariamente uma relação de *lugares* de ambas as partes, um pedido de reconhecimento do lugar que cada um vê lhe ser atribuído: quem sou eu para falar-lhe desse modo? Quem é ele para que eu lhe fale dessa maneira? Quem ele se considera para me falar dessa maneira? [grifo do autor] (pp. 10, 11).

A idéia de *lugar* empregada pelo autor (1997a) destaca o aspecto *estatutário* dos falantes, que é central para definirmos discurso como ato mediante a metáfora de contrato. Essa idéia remete "...[à] preeminência e (...) [à] preexistência da topografia social sobre os falantes que aí vêm se inscrever." (Maingueneau, 1997a, p. 32). Em outras palavras, essa idéia remete à existência de um lugar, que cada sujeito pode e deve ocupar, para fazer parte do discurso, ou seja, do contr(ato) nele e por meio dele criado. (Maingueneau, 1997a).

O que Maingueneau (1998a) articulou como lugar designa, portanto, "...de maneira bem ampla os papéis instituídos no discurso, insistindo sobre o fato de que o *lugar* deve ser pensado como *relação de lugares*. [grifos do autor]" (p. 94). Cada sujeito "...alcança sua identidade a partir e no interior de um *sistema de lugares* que o ultrapassa". [grifos nossos]" (Maingueneau, 1997a, p. 33).

Maingueneau (1997a) dá um exemplo em que evidencia a importância da idéia de lugar para delimitarmos discurso como ato, segundo a metáfora de contrato.

> Ao dar uma ordem, (...) coloco-me na posição daquele que está habilitado a fazê-lo e coloco meu interlocutor na posição daquele que deve obedecer; (...) ao ordenar, ajo como se as condições exigidas para realizar este ato de fala estivessem reunidas. (...) Através de sua própria enunciação, este ato de fala é considerado pertinente. (pp. 29, 30).

Com a idéia de lugar contida na metáfora de contrato, a relação social está circunscrita a uma rede de "...*lugares sociais* [que] só podem existir através de uma rede de *lugares discursivos*...[grifos nossos]" (id., p. 34). Em outros termos, "...relação social é, desde o início, linguagem." (id., p. 34), ao ser considerada como rede de lugares instituída no discurso.

Desse modo, por intermédio da metáfora de contrato, Maingueneau (1997a, 2000) pôde circunscrever a noção de discurso como ato, porque valorizou a ação de contr(*ato*) produzida entre os falantes, ou melhor, a atribuição de lugares no e com o discurso.

Marcas da Iatrogenia no Discurso de Profissionais em Hospital-Dia

Noção de Sujeito de Psíquico

Por intermédio, principalmente, da noção de discurso como ato, Guirado (1995, 2000) articulou discurso à noção de instituição, porque com ela foi possível circunscrever teoricamente a (re)produção de relação social ao âmbito discursivo.

Partindo da referida articulação entre as referidas noções, a autora definiu como "...objeto (...) [da] Psicologia Institucional (...) as relações; mas não as que materialmente se dão ..." (1987, p. 71), e sim aquelas circunscritas no discurso, isto é, aquelas que "...se repetem e se reconhecem como naturais e legítimas[37] (...) no discurso..." (1995, p. 90).

Na Psicologia Institucional, desenvolvida pela autora de *Psicanálise e Análise do Discurso: Matrizes Institucionais do Sujeito Psíquico*, o discurso entendido como instituição foi tomado como objeto privilegiado de estudo, porque, por intermédio dele, seria possível o estudo do processo de (re)produção das relações sociais, relações circunscritas à rede de lugares instituída no discurso.

De acordo com Guirado (1995, 2000), o estudo das relações sociais circunscritas ao âmbito discursivo é caro ao campo teórico da Psicologia, porque essas são consideradas *matrizes de constituição* do que ela define como sujeito psíquico. Isto é, o lugar instituído no discurso foi tomado pela autora como importante aspecto de compreensão da subjetivação.

A estudiosa (1995, 2000) desenvolveu uma *noção de sujeito psíquico* relacionada teoricamente às noções de instituição e de discurso. Essa aproximação teórica foi possível porque a noção de sujeito que empregou definiu-o como psíquico em sua gênese institucional.

Isso quer dizer que consideramos o sujeito em seu âmbito "...psíquico quando tomado no modo de sua inserção no universo discursivo..." (1995, p. 99). Quer dizer também que considerar "...o

---

[37] Partindo da noção de instituição, a autora (1986, 1987, 1995) propõe que a (re)produção das relações, gerando a sua naturalização, ocorreria em razão do (des)conhecimento dos sujeitos a respeito do lugar que ocupam e conferem ao outro ao praticarem o discurso.

que é especificamente psicológico [no sujeito] significa, inevitavelmente, tomá-lo em sua dimensão institucional."(1995, p. 82). Tal noção de sujeito implica o pressuposto, segundo o qual, os "...sujeitos [são] constituídos nas e constitutivos das relações institucionais." (Guirado, 1987, p. 70), que se dão no discurso e por seu intermédio.

Desta feita, a constituição subjetiva foi delimitada pela autora prioritariamente pelo "matriciamento" do sujeito na rede de lugares instituídos no discurso. "O sujeito que se desenha aqui é, então, aquele dividido enquanto fala, fundado nas posições que exerce e, no discurso, sempre." (1995, p. 87).

Nessa definição, ao sujeito é conferido "...o lugar de organizador em última instância de todos os agenciamentos e práticas discursivas; este que é fugidio, mas que evanescentemente insurge nelas e delas." (id., p. 51). É "...nos sentidos atribuídos e assumidos pelo sujeito do discurso que se desenha o perfil da singularidade e, portanto, sujeito possível por e nessas práticas." (id., p. 75).

Podemos dizer que Guirado (1986, 1987, 1995, 2000) articulou uma proposta para a Psicologia Institucional na qual o discurso foi tomado como objeto de estudo das relações sociais (lugares), aspecto por ela teorizado como matriz de constituição do sujeito psíquico. Essa autora, assim, desenvolveu uma estratégia de pensamento para a Psicologia, porque com ele propôs a abordagem de um tema de extrema relevância para esse campo teórico: *a subjetivação*.

Análise de Discurso (a.d.): Procedimento da Psicologia Institucional

Guirado (1995, 2000) não articulou apenas a definição de discurso como instituição, formulando um objeto para a Psicologia Institucional como afirmamos acima, mas foi além porque também propôs uma forma de proceder à leitura do discurso em trabalhos acadêmicos, bem como na prática inscrita no campo teórico em questão: a *leitura institucional do discurso*.

Marcas da Iatrogenia no Discurso de Profissionais em Hospital-Dia

A leitura institucional do discurso foi proposta pela autora mediante um procedimento específico: a análise de discurso (a.d.). *Esse é o recurso técnico para a operacionalização da leitura em questão e permite o estudo das relações sociais encerradas no discurso, relações entendidas como ordem de lugares assim instituídos.* E, ao permitir o estudo da rede de lugares instituídos no discurso, esse procedimento propicia a investigação de uma das *matrizes de constituição subjetiva,* do *processo de subjetivação.*

Esse procedimento é executado com a análise do *âmbito imaginário* encerrado no discurso, sendo a identificação de representações um recurso fundamental. Contudo, a autora (1995, 2000) não propôs um trabalho analítico restrito à identificação de representações. Guirado (1995, 2000) propôs, sim, com essa análise, identificar *a articulação, combinação, anulação* entre as representações, enfim, considerar o *movimento* que é produzido pelas representações no discurso.

Ao considerarmos esse movimento, buscamos chegar ao *componente pragmático* do discurso, porque, por intermédio dele, analisamos o ato que é produzido no discurso. O componente pragmático está relacionado ao aspecto reflexivo da linguagem, ou melhor, ao fato de que a "...linguagem é basicamente *reflexiva.* (...) Isso tem conseqüências importantes para a semântica. Significa que falar é dizer algo sobre o mundo e também dizer algo sobre o fato de dizer. [grifo da autora] (Maingueneau *apud* Guirado, 2000, p. 28).

De acordo com o aspecto reflexivo da linguagem, cada "...vez que você está falando, você está ao mesmo tempo falando o *feito de falar.* [grifos nossos]" (Maingueneau, 1997b, p. 3), ou seja, o discurso é "...inseparável do gesto que consiste em mostrar que se diz. (...) coloca-se mostrando o *ato que o faz surgir.* [grifos nossos]" (Maingueneau, 1996, p. 16). Assim, "...na perspectiva pragmática, um enunciado só consegue representar um estado de coisas distinto dele se *mostrar* também sua própria enunciação. [grifo do autor]." (id., p. 16).

Maingueneau *apud* Guirado (2000) exemplificou, como se pode constatar abaixo, o aspecto reflexivo do discurso.

Vou tomar um exemplo. Uma pergunta: "Você está doente?" Quando se diz um enunciado como esse, *diz-se* algo de uma pessoa, mas também *mostra-se* que o que se está dizendo *é* uma pergunta. O que percebemos são duas coisas: é o conteúdo, mas também é o fato de a oração ser uma pergunta. (...) cada enunciado tem uma referência ao fato mesmo da própria enunciação. [grifos da autora] (p. 28).

Vejamos ainda um outro exemplo:

...se você diz: "Você deveria romper com Sérgio", isso é o dito: "Você deve romper com Sérgio". Mas o conselho não é o dito, é *mostrado*. Você não diz: "isso é um conselho", você dá um conselho. Significa que dentro da óptica da palavra há sempre dois aspectos: o conteúdo e o *ato de falar* que passa através da palavra. E isso nunca é dito, é mostrado. [grifos nossos] (Maingueneau, 1997b, p. 3).

Ao dizer "você deve romper com Sérgio", mediante o aspecto reflexivo da linguagem, o sujeito se coloca no lugar de dar conselhos, pelo ato inaugurado com o discurso. O mostrado, produzido mediante o aspecto reflexivo do discurso, traz para a análise o ato que nele é instituído, isto é, o posicionamento assumido e conferido pelos sujeitos.

Dessa forma, na presente concepção de análise de discurso (a.d.) baseada no componente pragmático é preciso "...atentar para o que se *mostra* enquanto se diz: que tipo de interlocução se cria, que posição se legitima na asserção feita, que posição se atribui ao interlocutor... [grifo da autora]" (Guirado, 2000, p. 34). Trata-se de uma "...concepção de análise que se ocupa da fala como ação, bem como de sua inerente qualidade de mostrar a posição dos falantes." (id., p. 67).

Atentar para o que se mostra enquanto se diz pressupõe considerar que "...os sentidos se configuram a partir da *remissão* constante do que é *dito ao dizer*...." (2000, p. 67), ou seja, pressupõe valorizar o "...caráter de *dizer*, ao invés de acentuar o *dito*. [grifos da autora]" (id., p. 34), priorizando-se o "...*modo como se organiza o discurso* (exatamente para diferenciar das análises conteudísticas). [grifos da autora]" (id., p. 65). O sentido na análise é, portanto, produzido "...no *contexto*, no *dizer*, no *mostrar* e não no *dito*, num *inconsciente* pessoal e *intransferível*... [grifos da autora]" (id., p. 69).

Todavia,

> A rigor, *o que se mostra* não é da ordem do sentido discreto das palavras. Parece, portanto, desafiador considerar o mostrado, mais que o dito, como sendo indicador de sentidos. Assim, o que se mostra com os "truques" que a linguagem oferece, de alguma forma, é um equivocado posicionamento dos sujeitos na enunciação; resta-nos seguir pistas daí decorrentes para alçar (...), onde se assenta o sujeito falante, o que assume para si e o que não assume, como prossegue seu enredo... [grifos da autora] (id., pp. 71, 72).

Considerando que a posição do sujeito mostrada no discurso "...não é da ordem do sentido discreto das palavras." (Guirado, 2000, p. 54), propomos *seis etapas* que constituíram o procedimento análise de discurso (a.d.) adotado. Elas foram selecionadas em função dos recursos que trouxeram para darmos visibilidade à posição mostrada no discurso dos agentes de saúde mental, psicólogo e psiquiatra, para os casos de primeira internação considerados.

A *primeira etapa* do procedimento análise de discurso (a.d.) correspondeu à "desmontagem" do discurso dos agentes de saúde mental que foram entrevistados. Essa "desmontagem" consistiu na separação e reagrupamento de trechos de cada um dos discursos em função dos temas pesquisados durante a entrevista: a compreensão que o agente de saúde mental desenvolveu sobre a pessoa que atende no Hospital-Dia, o atendimento que o agente de saúde mental propôs a ela nesse serviço, o atendimento que o agente de saúde mental propôs à família, a forma de finalização do atendimento que o agente de saúde mental propôs para ela e o prognóstico formulado para ela.

Com a *segunda etapa*, tomamos cada entrevista com trechos desmontados e re-agrupados a fim de identificar os seguintes aspectos: os personagens apresentados; as referências empregadas para qualificar os personagens e as dimensões tempo e espaço empregadas para os personagens.

Outros aspectos também considerados foram os seguintes: as situações apresentadas; as referências empregadas para qualificar as situações apresentadas e as dimensões tempo e espaço empregadas para as situações apresentadas.

Além desses, um outro grupo de aspectos correspondeu às ações apresentadas; aos efeitos apresentados como decorrentes das ações; às referências para qualificar as ações; às referências para qualificar os efeitos das ações; às dimensões de tempo e espaço empregadas nas ações; às dimensões de tempo e espaço para os efeitos das ações; a quem/a que são atribuídas as ações e a quem/a que são atribuídos os efeitos.

Na *terceira etapa* de análise, escrevemos um texto para cada entrevista, considerando as recorrências e diferenças produzidas quanto aos aspectos acima mencionados que foram identificados nos trechos separados e reagrupados na primeira etapa de análise.

Ao elaborarmos esses textos, identificando as recorrências e diferenças nos aspectos: personagens apresentados, referências utilizadas para caracterizá-los, situações apresentadas, possibilidades de ação conferidas aos personagens, entre outros, buscamos identificar a *articulação, combinação, anulação*, enfim, o *movimento* que foi produzido pelas representações. Com essa identificação, pudemos considerar o âmbito "mostrado" no discurso.

Na *quarta etapa* de análise, delimitamos para cada um dos textos produzidos por entrevista algumas categorias e subcategorias que auxiliaram a explicitar esse "mostrado".

Na *quinta etapa* empregada, comparamos os seis textos com as suas respectivas categorias e subcategorias, a fim de identificarmos recorrências e diferenças existentes.

A *sexta* e última *etapa* de análise consistiu na elaboração de um texto único para todas as entrevistas, considerando as recorrências e as diferenças que puderam ser analisadas entre os seis discursos. Para a elaboração desse texto, utilizamos as categorias e subcategorias, bem como trechos das seis entrevistas que foram mais representativos do lugar analisado no discurso dos seis entrevistados. Foi, com esse procedimento final, que chegamos ao desenvolvimento do próximo capítulo, dedicado à apresentação dos resultados da análise do discurso dos agentes de saúde mental.

Posto isto, podemos dizer que com a análise de discurso (a.d.) realizada por intermédio das etapas de análise acima apresentadas, priorizamos o estudo do movimento entre as representações para chegarmos ao componente pragmático. Dessa forma, fizemos desse procedimento, oportunidade de analisarmos o *ato* inaugurado no discurso dos agentes de saúde mental psicólogo e psiquiatra, isto é, o lugar instituído para o paciente de primeira internação no discurso desses profissionais.

PARTE III

IATROGENIA E HOSPITAL-DIA

5. Análise do Discurso dos Agentes de Saúde Mental de Hospital-Dia

> *Dir-se-á que, hoje, tudo isso acabou ou que está em vias de desaparecer; que a palavra do louco já não está do outro lado da distinção; que ela já não é nula e não aceite; que, ao contrário, ela nos coloca à espreita; que nós buscamos aí um sentido, ou o esboço ou as ruínas de uma obra; e que chegamos a surpreendê-la, a essa palavra do louco, naquilo que nós mesmos articulamos, no distúrbio minúsculo por onde aquilo que dizemos nos escapa. Mas tanta atenção não prova que a velha distinção já não vigora; basta pensar em todo o aparato de saber mediante o qual deciframos essa palavra; basta pensar em toda a rede de instituições que permite a alguém – médico, psicanalista – escutar essa palavra e que permite ao mesmo tempo ao paciente vir trazer, ou desesperadamente reter, as suas pobres palavras; basta pensar em tudo isto para supor que a distinção, longe de estar apagada, se exerce de outro modo, segundo linhas diferentes, por meio de novas instituições...*
> (Foucault, 1997, p. 12).

Neste capítulo, apresentamos a análise do material discursivo constituído das seis entrevistas realizadas nos Hospitais-Dia.

Embora tenhamos identificado diferenças em cada discurso e entre as seis entrevistas, com o procedimento de análise do *movimento das representações*, percebemos que as recorrências predominaram. Tal procedimento possibilitou observar que *a articulação, a combinação e a anulação* entre as representações não levaram as diferenças existentes em cada discurso e entre as entrevistas a romper com o limiar das recorrências.

Com a análise, caracterizamos um *lugar para os casos que parece ser semelhante nas seis entrevistas à medida que engendrado a partir de recorrências entre os discursos que não foram rompidas com as diferenças existentes.*

Se, com o foco empregado, identificamos a instituição de um lugar semelhante para os casos, a análise foi apresentada, principalmente, a partir das *regularidades* entre os discursos dos entrevistados.

No texto elaborado adiante, caracterizamos o lugar instituído para os casos no discurso dos entrevistados por intermédio de duas categorias e de seis subcategorias que estão diretamente relacionadas às regularidades analisadas, sendo que, para cada uma delas, procuramos considerar trechos do discurso dos seis entrevistados, ou do maior número deles possível.

Com a análise, delimitamos duas categorias: (A) <u>*deixar-se ver a doença*</u> e (B) <u>*deixar-se intervir*</u>, que juntas funcionam como os pilares principais de sustentação para a caracterização do lugar semelhante instituído para os casos considerados no discurso dos entrevistados.

A categoria <u>*deixar-se ver a doença*</u> foi dividida em três subcategorias: *a doença como referência para a apresentação dos casos, a pressuposição de existência de doença* e *a tendência de conservação na doença.* A categoria <u>*deixar-se intervir*</u>, por sua vez, foi dividida em quatro subcategorias: *deixar-se aprender, deixar-se observar, deixar-se melhorar* e *deixar-se adaptar.*

Com a organização, mas principalmente o título das duas categorias principais, bem como das subcategorias que as compuseram, apresentamos os aspectos essenciais do *lugar* atribuído à clientela que foi *mostrado* nos discursos considerados, isto é, evidenciamos o que julgamos fundamental do *componente pragmático* analisado.

A análise das entrevistas foi organizada da seguinte maneira: selecionamos e apresentamos trechos do discurso dos seis entrevistados e, abaixo ou acima desses extratos, fizemos um comentário analítico. No extrato do discurso dos entrevistados, sublinhamos palavras e frases que, de algum modo mais de perto, explicitaram o que falamos a respeito deles pela análise. No comentário analítico, o formato itálico foi utilizado para alguns termos destacados do discurso dos entrevistados.

Cada um dos trechos das entrevistas transcrito para ser analisado foi identificado com o nome fictício dado ao entrevistado, sua profissão, o Hospital-Dia de sua procedência e o nome também fictício dado ao caso. "A" foi a letra escolhida para introduzirmos a fala do entrevistador, enquanto "B" foi aquela para introduzirmos a fala dos entrevistados.

A. Deixar-se Ver a Doença

Nesta categoria, apresentamos as três subcategorias: a doença como referência para a apresentação dos casos, a pressuposição de existência de doença e a tendência de conservação na doença.

Por intermédio da primeira subcategoria, demonstramos que, ao solicitarmos que os entrevistados apresentassem os casos sobre os quais falaram, esses foram mencionados, desde o início, a partir de termos e/ou diagnósticos relacionados à patologia.

Com a segunda subcategoria, introduzimos extratos dos discursos dos entrevistados que demonstram a pressuposição de existência de doença para o grupo-clientela definidor do Hospital-Dia como prática em saúde mental.

Na terceira subcategoria, discorremos a respeito do fato de que a pressuposição de existência de doença, apresentada na segunda subcategoria, parece situar os casos na contingência de ter o futuro como conservação na patologia.

Luís Gustavo Vechi

A Doença como Referência para a Apresentação dos Casos

Ao ser solicitada a fazer uma apresentação inicial a respeito dos casos considerados no trabalho, a totalidade dos entrevistados lança mão de algumas características específicas deles como idade, naturalidade, estado civil, situação familiar, profissão, história pessoal, entre outras.

Para apresentarem os casos, além dessas características, parte dos entrevistados utiliza termos como: crise, sintoma, alteração e prejuízo, enquanto outra parte deles emprega termos como: quadro reativo, surto reativo, surto psicótico, psicótico, transtorno de humor e transtorno depressivo.

De qualquer maneira, desde o início de seu discurso, ao lado de características próprias dos casos, os entrevistados utilizam referências que estão relacionadas ao que eles (entrevistados) reconhecem por patologia que, na maioria das vezes, além de denominada, é predefinida.

As referências relacionadas à patologia são apresentadas como descritores de verdade específica dos casos, alcançando a condição de característica própria deles no discurso dos entrevistados semelhantemente aos aspectos acima mencionados (idade, profissão, entre outros).

A condição de verdade específica para as referências em questão é principalmente produzida por intermédio de duas formas. A primeira está relacionada à introdução dessas referências como produto de consenso no discurso dos entrevistados. Um consenso que é produzido à medida que o grupo de profissionais do Hospital-Dia e/ou a família e/ou os próprios casos são responsabilizados por essas referências. Já numa segunda, as referências relacionadas à patologia são apresentadas no discurso dos entrevistados como representação, ou melhor, como produto de constatação do que estaria ocorrendo com os casos.

Ao apresentarem os casos considerados com a utilização de uma ou mais dessas formas, é obscurecida a filiação entre as referências relacionadas à patologia e à leitura que os próprios entrevistados fazem dos casos. A condição de serem referência externa produzida no discurso dos agentes de saúde mental entrevistados para interpretarem o que estaria ocorrendo com os casos é "despistada".

Desse modo, seja pelo fato de introduzirem essas referências relacionadas à patologia como denominações passíveis de consenso, seja como produto de constatação, elas adquirem o *status* de característica própria, verdade específica dos casos, porque é produzida uma relação de identidade natural/imediata entre elas e o que estaria ocorrendo com eles.

Com trechos das seis entrevistas, abaixo transcritos, pretendemos demonstrar nessa subcategoria essas afirmações.

(psiquiatra Ismael/caso Paulo – HD 1)

A – (...) eu gostaria que você pudesse me falar sobre o que o senhor já sabe sobre o Paulo. (...) B – Ele é um jovem, natural aqui de São Paulo, tem 22 anos e que procurou a Emergência Psiquiátrica de onde vem é ... a maior parte de nossos pacientes, sendo que o médico plantonista de lá anotou aqui no papel do encaminhamento "Primeiro <u>surto psicótico</u>". Ele vive sozinho com os pais, começou a apresentar segundo, <u>segundo a leitura dos pais</u>, um distúrbio de conduta em que estaria implicado aspectos místicos, religiosos (...) fazendo parte do núcleo delirante. A partir daí, a família resolveu levá-lo para o atendimento na emergência psiquiátrica e de lá tendo <u>detectado</u>, então, isso: esse <u>diagnóstico</u>, o médico plantonista o encaminhou para cá. (...) A – Ele é um psicótico? B – É. A – E dentro desse termo, o que é um psicótico? (...) B – É uma pessoa portadora de um dos diagnósticos: esquizofrenia, PMD etc., onde, aonde o senso de realidade está comprometido pelo menos durante a emergência ou a duração dos sintomas principais tais como: é distúrbios do pensamento, distúrbio da senso-percepção, comprometimento do pragmatismo e ausência de insight.

Quando solicitado a apresentar Paulo, Ismael considera características próprias como idade, naturalidade e o fato de ele morar com a família, denominando o que estaria ocorrendo com ele através dos termos *surto psicótico/psicótico*, propostos na Emergência Psiquiátrica.

Esses termos já inscrevem Paulo na condição de ser um psicótico e alvo de diagnósticos como esquizofrenia, PMD, entre outros, caracterizados pela existência de sintomas como *distúrbios do pensamento, distúrbio da senso-percepção, comprometimento do pragmatismo e ausência de* insight.

De duas maneiras no discurso de Ismael, os termos *surto psicótico/psicótico* são introduzidos como descritores de características próprias de Paulo, ou melhor, como sua verdade específica. A primeira maneira corresponde àquela em que Ismael afirma que o diagnóstico de Paulo é produto de uma operação de detecção: o diagnóstico foi *detectado* nele. Em outros termos, o diagnóstico parece ser tomado como representação ou constatação do que de fato estaria ocorrendo com ele. Uma segunda forma corresponde àquela em que Ismael atribui ao médico da Emergência Psiquiátrica a responsabilidade pelo diagnóstico em questão, dando-lhe sustentação num discurso técnico, cuja responsabilidade é conferida à família de Paulo. Por outras palavras, os termos *surto psicótico/psicótico* são introduzidos como produto do consenso: sustentado no discurso de Ismael por outro técnico e, inclusive, pela família de Paulo.

Desta feita, Ismael afirma categoricamente que Paulo, um caso em primeira internação, é *psicótico* e circunscreve o que estaria ocorrendo a esse paciente a partir da predefinição que tem a respeito desse termo.

(psicóloga Clarice/caso Paulo – HD 1)
A – Então, Clarice, eu queria que você me contasse o que você já sabe sobre o Paulo. B – Tá. As informações que eu tenho dele a respeito de, da triagem, porque todo paciente que entra aqui é feita a triagem, não fui eu que acomp..... acompanhei a triagem dele, mas ....é ... na reunião que a

> *gente tem de quarta-feira é passado o caso ... e do pouquinho que eu ouvi. É ... é um rapaz novo ... É a <u>hipótese diagnóstica</u> dele é de <u>esquizofrenia</u> e..., mas <u>ele</u> <u>não</u> <u>tem</u> <u>isso</u> <u>claro</u>, ele diz que o problema dele é assim: quando ele tá desocupado, sem trabalho, ele fica, exatamente, por conta da desocupação, ele começa a ficar (...) muito triste não sei o quê. E... no grupo que eu tive com ele, nada corresponde ao que foi feito, ao que foi dito na triagem, absolutamente nada. Ele não relatou nenhuma questão do que foi passada. A triagem diz que ele é... andou queimando roupas, andou brigando com pessoas, e ele no grupo diz que... não fala nada a respeito, ele só diz que é ... ele não pode ficar desempregado e sem estudar, ele não está estudando, mas ele não pode ficar desempregado (...) ele fica ... ruim por conta disso (...) A – Você tá dizendo que a triagem tá dizendo uma coisa e ele tá dizendo outra, não é isso? B – Hum hum. A – Como você faz com essa diferença e como você acaba lendo, então, pelo que você já tem de informação desse caso? B – Tá. (...) Como foi o primeiro grupo que ele participou, e eu logo abri um espaço pra ele tá falando, eu não sei se ele também se sentiu pouco à vontade ... de tá se expondo. Né? É... ou também não sei se ele tem essa clareza do que houve, exatamente porque ele tava em crise. (...) Talvez, no individual, ele possa sentir mais à vontade e relatar essas coisas. (...). Ele tá com uma crítica muito boa. Ele tem...é...noção, ele sabe, ele me passa a sensação de que ele, agora, que ele tá fora da crise, ele sabe o que ele pode falar, quando ele pode falar, o que ele não pode. Ele tem a crítica.*

Segundo Clarice, a triagem produz a *hipótese diagnóstica* de *esquizofrenia* para denominar o que estaria ocorrendo com Paulo, enquanto ele, no relato que fez a ela, define o seu estado de uma outra forma: reação ao fato de estar *sem trabalho/desocupado*. A entrevistada, assim, considera a fala de Paulo para objetivar o que lhe estaria ocorrendo, separando-a do discurso conferido à triagem.

Embora diga que Paulo está com *boa crítica*, *adequado* e *fora da crise*, Clarice relativiza o discurso que confere a ele, confirmando aquele atribuído à triagem. A entrevistada parece se apoiar, assim, no discurso que denomina o que estaria ocorrendo com ele mediante a hipótese diagnóstica de esquizofrenia.

Ao afirmar que a referida categoria diagnóstica já deveria fazer parte do repertório de Paulo, indicando que até ele mesmo poderia enunciá-la, ela não é apresentada apenas como hipótese que envolveria a leitura de Clarice a respeito dele. Parece ser suposta como se já lhe fosse uma realidade.

Em outra situação, agora no Hospital-Dia 2, quando solicitada a apresentar Daniel, a psiquiatra Sandra leva em conta características como idade, estado civil, naturalidade, local de residência e alguns aspectos da história dele que poderiam explicar o que estaria lhe ocorrendo.

Os aspectos da história de Daniel são apresentados como dados no discurso de Sandra: reprodução objetiva de um enredo contado por ele e sua família, que não teria a interferência de Sandra. É a partir da história de Daniel, apresentada como um dado, que Sandra denomina o que estaria ocorrendo com ele como *quadro reativo* perante um evento estressor e sua *personalidade* de *obsessiva*. A qualidade rigidez, contida na noção que a entrevistada tem de personalidade obsessiva, é vista como uma predisposição para ele ter o quadro reativo e, por isso, o aproxima dos deficientes mentais.

Ao apresentar a história de Daniel como um dado, as denominações empregadas por Sandra para o que estaria ocorrendo com ele, bem como para a sua personalidade, não são introduzidas como uma caracterização que envolveria a leitura dela, mas sim como uma verdade específica que transpareceria no relato desse paciente, como uma característica que lhe seria inerente.

(psiquiatra Sandra/caso Daniel – HD 2)
*A – Então...eu gostaria que você me falasse sobre o Daniel. (...) B – Então, o Daniel é um paciente que chegou há uma semana...aqui no HD. É um paciente de 22 anos, solteiro...natural...do Ceará, residente em São Paulo, morador da região. É um paciente que veio procurar o Hospital-Dia encaminhado pelo Pronto-Socorro. (...) cinco dias de história, ele tinha. Ah...ele veio... (...) Isso, que eu me lembre é isso, né? A gente não tem todos os <u>dados</u>, assim, de cabeça, né? (...) E <u>na</u> <u>história</u> <u>aparece</u> que ele começa a ficar estranho, né? Que não tava se sentindo bem, tava se sentindo estranho, inquieto, não tava conseguindo dormir. (...) E e...em...há um mês antes dessa crise, eles receberam...ah... uma notícia de um amigo do pai, que tava tomando conta da casa do pai, trazendo um monte de conta atrasada dessa casa, né? (...) E que isso deixou o Daniel muito preocupado. <u>Isso</u> o <u>Daniel</u> <u>contando</u>, né? (...) Depois, tem uma história também que <u>ele</u> <u>acrescenta</u> que mais ou menos nessa ocasião ele pediu uma moça em casamento. Né? E a moça não aceitou. Aí entra uma história assim: o Daniel ele é...crente, né? Evangélico há quatro anos. E ele tem o hábito de, hábito de ir à igreja todos os dias, né? A gente investigou se isso mudou...de um tempo pra cá, mas <u>diz</u> <u>que</u> não que ele sempre foi, assim muito certinho.
Então, a princípio a gente pensou...ah... num <u>quadro reativo</u>, né? Um paciente (...) com alguma <u>predisposição</u>, né? É...uma certa <u>personalidade obsessiva</u> (...) uma pessoa muito rígida, né? (...) Acontece muito em deficiente mental, a gente vê muito isso, né? <u>Nesses pacientes rígidos</u> também, né? Não só deficientes. As coisas fogem muito do controle, ele faz um quadro, ele se desorganiza em função de um evento, né?*

Ao falar a respeito de Daniel, assim como Sandra, Janete também considera aspectos específicos dele como sua idade e sua história, definindo o que estaria ocorrendo com ele como um segundo *episódio* por meio dos termos *quadro depressivo* ou *transtorno de humor*, já que teria havido um episódio anterior: um *quadro depressivo*.

De acordo com Janete, Daniel e sua família não concordam com o discurso que sustenta a existência de um episódio anterior para ele. Essa existência, no entanto, é preservada pela entrevistada ao relativizar o discurso da mãe de Daniel, qualificando-a como *alheia* e também pela forma como apresenta a história dele.

De maneira semelhante ao discurso de Sandra, alguns aspectos da história de Daniel são apresentados como dados no discurso de Janete. E, assim, ao relatar a história dessa forma, a existência de um *quadro depressivo* anterior, bem como o *quadro depressivo* ou o *transtorno de humor* atuais não são tomados como conclusões que incluiriam a leitura de Janete sobre o que estaria ocorrendo com ele, mas sim como dados que transpareceriam do relato dele. A entrevistada encontra, então, legitimidade nos termos relacionados à patologia para circunscrever o que estaria ocorrendo com Daniel.

(psicóloga Janete/caso Daniel – HD 2)

A – Então, Janete, eu gostaria que você me falasse sobre essa pessoa, sobre o Daniel. B – Cê quer que eu fale sobre o motivo do encaminhamento dele para o Hospital-Dia? A – O que você quiser falar sobre ele, o que você já sabe dele hoje? B – Então, né? O Daniel tem 22 anos, né? (...) tem a percepção da família, né? Que ele está com esse problema mais ou menos um mês, né? (...) tem essa história desse quadro que ele teve no ano passado que (...) ele (...) não conta nada disso na triagem, a mãe também não conta. (...) O médico do Carrefour que ligou pra cá e que contou isso pra gente, né? (...) conversando com o médico do local de trabalho dele, o médico informou pra gente que no ano passado ele teve um quadro que pareceu ser um <u>quadro depressivo</u>, né? Só que, assim, ele não fez tratamento, não tomou nenhum tipo de remédio. Né? (...) <u>Na verdade, é o</u>

primeiro episódio que ele procura tratamento. Né? (...) Então, isso que deixa um pouco mais de dúvida (...) Se é um, se ele é um quadro depressivo, se é um transtorno de humor, né? (...) ele [Daniel] conta que no começo do ano quando ele fez uma viagem de férias, já em março, ele já tava se sentindo meio confuso, né? Tava se sentindo meio sobrecarregado, né? (...) E ele conta, ele conta pra gente, então, que no começo de março, ele já sentia isso, mas continuou trabalhando normalmente. A mãe não percebe nada, a mãe, né? É muito, muito alheia, não tem uma percepção do que tá acontecendo com ele, né? Ela percebeu mesmo, acho que a partir do dia 8, que foi quando ele teve, assim, um episódio que ele tava muito inquieto, estranho (...) levaram ele pro Pronto-Socorro... (...) Então, a gente pensou de ele tá vindo pro Hospital-Dia, né? (...) pra gente ter uma elucidação diagnóstica, pra tratar direitinho, porque ele nunca foi tratado, né? (...) O que ele falou pra gente é o seguinte: (...) o pai deixou as coisas aqui pro um amigo tomar conta. (...). Há mais ou menos uns, um mês, esse amigo procurou ele dizendo que tava, que todas as coisas do pai tavam com dívidas. (...) Um irmão da igreja que confirma essa história também pra gente, né? Diz que ele tava realmente muito preocupado, ele ficou muito sobrecarregado com essa história dele ter que pagar essas dívidas. Né (...) Ele mesmo fala, a mãe também fala isso...

(psicóloga Marta/caso Bruno – HD3)

A – Então, Marta, eu gostaria que você falasse para mim sobre o Bruno. B – O Bruno...o Bruno tem 17 anos...é... é o primeiro surto dele. (...) a história clínica contada por ele, né? (...) alteração súbita de comportamento, com agitação psicomotora. Né? Atitudes bizarras (...) ele foi atendido a primeira vez há um mês atrás aqui no Pronto-Socorro que funciona aqui. E o médico que o atendeu não o encami-

nhou para o Hospital-Dia no início. Encaminhou para o Ambulatório da Criança... achando que no Ambulatório ele poderia ter um atendimento (...) que desse, né? É continência a esses sintomas que ele tava sentindo. Só que ele não chegou a fazer tratamento lá... (...) e o médico do Pronto-Socorro, aí sim, o encaminhou para o Hospital-Dia.

Marta, psicóloga do Hospital-Dia 3, quando solicitada a apresentar Bruno, considera sua idade e reproduz a história contada por ele. Uma história, no entanto, que já é pré-qualificada como *clínica* no discurso da entrevistada. Ao afirmar que a *história* contada por ele já é *clínica,* Marta parece despistar o fato de que a história que relata inclui uma leitura dela: a leitura clínica da história.

Desta feita, ao ser considerada como própria ao relato dele, a leitura clínica da história que emprega o termo surto e a descrição nele implicada – *alteração súbita, agitação psicomotora* e *atitudes bizarras* – é tomada como um aspecto que já estaria disponível no relato que faz a respeito de si próprio.

Como a entrevistada anterior, Rosana, psiquiatra do mesmo serviço, inicia o seu discurso a respeito de Bruno, circunscrevendo o que estaria ocorrendo com ele pelo termo *surto*, entendido como *alteração súbita/repentina de comportamento*, como *prejuízo a todas as funções da vida*, ao *pragmatismo*, ao *juízo* e à *crítica*. Mas aqui há um elemento novo: Bruno choca Rosana porque ela não consegue explicar a forma repentina que supostamente o prejuízo e a alteração do surto produziriam à totalidade de normalidade dele.

As referências relacionadas à patologia que utiliza para circunscrever o que estaria ocorrendo com Bruno são consideradas como atributos de um grupo específico de pacientes do qual ele seria um de seus representantes (*caso desse*). Em outros termos, a condição de representante de um grupo definido pela ordem de *prejuízo* e *alteração* que, de forma *súbita,* anularia a normalidade parece levar a entrevistada a caracterizar o que ocorre com ele nesses termos.

Marcas da Iatrogenia no Discurso de Profissionais em Hospital-Dia

Assim, Rosana afirma para Bruno uma normalidade anterior ao surto e uma alteração e prejuízo repentinos e totais após o surto, porque parece ser essa a compreensão que tem a respeito de um grupo predefinido de paciente do qual ele supostamente seria representante. Essa forma de circunscrever o que ocorreria com esse grupo na ordem da patologia não incluiria a leitura de Rosana, pois é apresentada como uma condição própria desse grupo (*caso desse*) e, portanto, também de Bruno.

(psiquiatra Rosana /caso Bruno – HD3)
A – Então, Rosana, eu gostaria que você me falasse sobre o Bruno. B – Certo. O que você quer saber? A – O que você quiser me dizer sobre ele. O que você diria sobre essa pessoa hoje? (...) B – O Bruno, assim, é um menino de 17 anos, né?... (...). É um paciente que tá num <u>surto psicótico</u>. Né? Tá com, assim, o pragmatismo dele tá superprejudicado. Bom, todo, tudo, né? Juízo, crítica tá superprejudicado. (...) vinha levando uma vida normal, até...um mês atrás. E...que repentinamente, um mês e meio, né? Repentinamente começou a ter uma alteração de comportamento, né? (...) era uma pessoa que tinha uma vida normal (...). De repente, tem uma alteração dessa e... fica bastante prejudicada... mesmo <u>todas as funções da vida dela</u>. Né? Então, nesse momento... A gente sempre quando tem um <u>caso desse</u>... pelo menos eu assim, não sei, eu fico um pouco... É um pouco chocante mesmo, porque é uma coisa muito... súbita, muito repentina. Sabe? Que você não entende muito o porquê e nem como. Sabe? É meio isso ...

A Pressuposição de Existência de Doença

A maneira como os entrevistados apresentam os casos considerados, por meio de referências relacionadas à patologia, está associada ao fato de lhes ser antecipada a inclusão no grupo-clientela definidor do Hospital-Dia como prática em saúde mental. Tal grupo é caracterizado principalmente pela existência de doença e/ou pela condição de ser psicótico e por algumas qualidades pessoais comuns, definidas no plano do limite e da dificuldade.

Desse modo, à medida que são considerados como representantes do grupo em questão, aos casos parece ser produzida a tendência de serem apresentados de uma maneira que permita aos entrevistados inscreverem na ordem da doença o que estaria ocorrendo com eles.

A inclusão dos casos no grupo-clientela ocorre no discurso dos entrevistados, fundamentalmente, quando falam do tratamento oferecido aos casos ou às suas famílias. A existência de doença e/ou a condição de ser psicótico firmadas para esse grupo são as referências principais para os entrevistados justificarem a organização do tratamento dos casos/das famílias.

Alguns entrevistados, além de formular um grupo-clientela do Hospital-Dia marcado pela ordem da doença como referência para o discurso a respeito dos casos, também o fazem para a família deles.

É importante esclarecer que não consideramos o grupo-clientela em questão a única referência condicionante da forma como os entrevistados apresentam inicialmente os casos, mas sim, como uma de suas mais importantes.

Nesta subcategoria pretendemos, por intermédio dos trechos abaixo, demonstrar essas afirmações no discurso dos entrevistados.

> (psicóloga Clarice/caso Paulo – HD1)
> *A – Clarice, qual seria o objetivo, então, que você vê pra essa pessoa [Paulo] de fazer essas atividades aqui no Hospital-Dia? (...) B – (...) A gente acredita que, principalmente, se tratando de <u>esquizofrenia</u>, que é uma <u>doença</u> que a tendência é tá segregando, a própria pessoa tá se isolando, a gente prioriza mais as atividades em grupo. Tá? (...) a gente acredita nisso, porque tem que aprender a conviver. (...) é pra facilitar com que eles possam se integrar. Né? (...) Ah, então, a gente acredita muito no trabalho, principalmente*

Marcas da Iatrogenia no Discurso de Profissionais em Hospital-Dia

em grupo, né? Tanto é que a gente questiona muito alguns pacientes que são extremamente isolados e que têm atendimento individual. Né? Porque, não faz sentido ele ficar só em individual. Têm, têm pacientes que, às vezes, acontece de passar aqui, que... só quer participar do individual, só quer ter o individual e os outros grupos se recusa. E aí a gente vai cortando, porque não faz sentido. Se ele já se isola naturalmente e a gente vai reforçar esse comportamento, a gente não vai ajudar. Não faz sentido. Né? Então, esse é o objetivo maior de, de, das atividades. Fora outras coisas, né? Memória, atenção, pragmatismo, trabalhar todas essas... essas áreas.

Segundo Clarice, o tratamento de Paulo corresponde àquele que é oferecido ao grupo-clientela do Hospital-Dia já definido pela existência de *doença* denominada de *esquizofrenia*. Como decorrência, ao falar do tratamento de Paulo, Clarice antecipa a inclusão de Paulo no grupo-clientela formulado em seu discurso como definidor do Hospital-Dia como prática em saúde mental e, assim, lhe pressupõe a existência de *doença/esquizofrenia*.

Ao grupo-clientela do Hospital-Dia e, por antecipação, também a Paulo, são atribuídas dificuldades comuns que estariam relacionadas a essa *doença* específica: *isolamento social, não saber conviver, memória, pragmatismo* e *atenção*. São essas dificuldades comuns que justificariam a organização do tratamento estabelecida mediante atividades grupais, que têm como objetivos os de não deixar o cliente isolado, ensiná-lo a conviver, trabalhar com memória, com atenção e com pragmatismo.

Dessa maneira, o grupo-clientela em questão, no qual está contida a afirmativa de existência da *doença esquizofrenia*, é referência fundamental para o discurso de Clarice a respeito do tratamento de Paulo no Hospital-Dia.

Ao ser solicitada a discorrer a respeito do atendimento individual que dará a Paulo, Clarice o denomina pelo termo *psicótico*, porque parece novamente tomá-lo como representante do grupo-clientela do Hospital-Dia definido em seu discurso dessa forma. Com esse termo, Clarice identifica algumas dificuldades para o grupo-clientela que parecem ser estendidas a Paulo: a impossibilidade de um atendimento *normal/psicoterapêutico* em que haja a crença na pessoa e não favoreça a segregação.

Assim, como o grupo-clientela do Hospital-Dia é denominado pelo termo *psicótico*, a clientela de consultório é definida pelo de *neurótico*. E com a finalidade de suplantar as dificuldades já antecipadas ao grupo-clientela *psicótico,* Clarice propõe considerá-lo *como se fosse* outro grupo-clientela, aquele do *consultório*, o *neurótico*. No entanto, Clarice parece manter o grupo-clientela do Hospital-Dia sob a pressuposição de ser *psicótico*, porque o escuta apenas *como se fosse neurótico*, não modificando a forma de defini-lo em seu discurso.

De qualquer maneira, é o local da intervenção, consultório ou Hospital-Dia, que determina a existência de um grupo-clientela denominado pelos termos *psicótico* ou *neurótico* no discurso da entrevistada. E, por meio desses grupos circunscritos por referências relacionadas à ordem da patologia, ela encontra justificativa para a organização do atendimento individual oferecido aos clientes.

Desta feita, os clientes não parecem poder ser considerados em sua diferença fora daquela incluída num grupo-clientela previamente definido com referência aos termos *neurótico/psicótico*, quando a entrevistada fala a respeito do atendimento individual que oferece, seja no consultório, seja no Hospital-Dia.

> (psicóloga Clarice/caso Paulo – HD1)
> *A – E como vai ser esse atendimento [com Paulo]? B – (...) Eu basicamente, ouço e aí eu vejo como que ele tá de fato, aí eu vou tentando pontuar, marcar uma coisa ou outra. Eu acho que ele dá até pra... ser mais tranqüilo, ser um atendimento mais... se é que pode se chamar de normal (...) um atendimento mesmo psicoterapêutico. A – O que seria um atendimento normal? B – Normal seria assim é...<u>como se</u>*

fosse um neurótico. Né? Porque eu não consi... eu, normalmente, não consigo desvincular muito. Eu, às vezes, quando a pessoa tá bem, tá fora de crise, eu acabo tratando como um *neurótico* e não como *psicótico*. (...) Eu acho que também você fazer esse papel de tá segregando e falando: "Ah! esse é psicótico, então, eu não posso fazer isso, eu não posso fazer aquilo". É pior, você também vai fazer o papel que a sociedade faz lá fora. Você tá segregando e desacreditando na pessoa. (...) Eu falo *como se* eu *tivesse falando com* um *outro paciente,* vai, do consultório.

(psiquiatra Sandra/caso Daniel – HD2)

A – O que você vai privilegiar no atendimento dele [Daniel]? (...) B – Hum, hum. Eu acho que é...Eu acho que o trabalho com a família (...). A – (...) por que isso deve ser privilegiado? B – É...ah...eu acho que a... o paciente psicótico é... quando entra em crise ou, né? Ah... tem todo um contexto familiar, né? Então, é... não só ele tá doente (...) Porque é... é: família de psicótico é psicótica, funciona de um jeito muito diferente (...) A – Como assim? B – É... é... uma coisa que é desorganizada. Normalmente, você vê numa família de psicótico um pai ausente, né? (...) B – Ele tá num surto psicótico, né? (...) A – Ah... você disse que ele tá num surto psicótico. Ele é um psicótico, Sandra? B – É, né? Têm núcleos, né? Têm que ter, né? Senão ele não estaria aqui. (...) ele não, não é um paciente, assim, que tenha sintomas produtivos. Ele não fala, né? A gente desconfia que tem, né? A – O que é sintoma produtivo? B – Que ele esteja delirante, que ele esteja tendo alucinações, né? (...) a gente não sa... não, não tá sabendo direito ainda... qual é o delírio ali, porque (...) deve ter alguma coisa. Né? (...) Já come..., já começa a surgirem algumas coisas assim nesse sentido, né? De que ele possa estar delirante. A gente observa o paciente no pátio, ontem ele tava conversando sozinho, né?

No discurso de Sandra parece ser especificado um grupo-clientela para o Hospital-Dia que é definido pela existência de *núcleo psicótico* e pela condição de ser *psicótico*. Embora, de acordo com a entrevistada, Daniel não afirme a existência de *sintomas produtivos*, ela desconfia da existência deles e desenvolve uma observação que os confirma. Essa observação parece, assim, sustentar para Daniel a existência de *núcleo psicótico*/ser *psicótico*, reforçando a sua condição de representante do grupo-clientela em questão.

O trabalho a ser privilegiado no atendimento de Daniel é o atendimento à família. A justificativa para esse privilégio decorre do fato de ser considerado como representante do grupo-clientela definido pela condição de ser *psicótico* e de ter família *psicótica*. O termo *psicótica* parece dotar a família do grupo-clientela de qualidades comuns como: *funcionamento diferente*, ser *desorganizada* e *normalmente pai ausente*.

Sendo assim, o grupo-clientela formulado no discurso da entrevistada é fundamental referência para justificar o foco a ser privilegiado no atendimento de Daniel no Hospital-Dia.

> (psicóloga Janete/caso Daniel – HD2)
> *A – Como é o seu atendimento? B – Então, a gente trabalha na linha de psicoterapia breve, né? A gente vai focar mesmo a problemática da <u>doença</u>, né? (...) A – Por que psicoterapia breve? B – Porque você tem muito pouco tempo com o paciente, né? E o nosso objetivo é justamente esse. (...) Não adianta a gente ficar procurando outras coisas. É assim: a gente tenta se limitar a isso. (...) Porque é assim: surgem, às vezes, outras questões, questões outras que a gente não dá pra trabalhar nesse curto espaço de tempo, né? Que o paciente acaba ficando aqui, que a média esperada é que o paciente fique uns 90 dias, né?*

Segundo Janete, o tema do atendimento individual de Daniel é a *doença* que corresponde àquele que é empregado para a clientela em geral. Esse assunto refere-se a uma condição antecipada para a clientela do Hospital-Dia, e sua seleção é feita em função da limitação de tempo no tratamento nesse serviço.

Ao perguntarmos à Marta a respeito de alguma especificidade no atendimento de pacientes em primeira internação, conseguimos obter a igualdade. Os pacientes sem histórico de doença são incluídos no grupo-clientela definidor do Hospital-Dia, no qual já está contida a afirmativa de existência de *doença*. Essa *doença* parece ser qualificada pelo termo *psicótico*, porque é por meio dele que a entrevistada justifica não apenas o atendimento à família de Bruno, mas aquele oferecido à clientela em geral.

Embora, de acordo com a entrevistada, Bruno não afirme a existência de *sintomas produtivos*, ela desenvolve uma observação que os confirma. Essa confirmação parece aproximá-lo do grupo-clientela do Hospital-Dia. Com a existência de doença *psicótica* conferida à clientela do Hospital-Dia, à família dela, bem como à de Bruno são atribuídas dificuldades comuns relacionadas à figura manterna: *relação doentia*, *mãe manipuladora*, *mobilizadora de culpa* e *ansiosa*.

Nesse sentido, como no discurso da psiquiatra Sandra do Hospital-Dia 2 sobre Daniel, a formulação de um grupo-clientela definido pela existência de doença *psicótica* estende-se a outra: a de um grupo-família também psicótico.

(psicóloga Marta/caso Bruno – HD3)
A – Marta, há algo de específico que você faz no atendimento a pessoas que utilizam pela primeira vez um serviço de saúde mental? B – De específico? Ah... eu acho que é diferente no sentido assim do paciente que já tem um curso de <u>doença</u>. Né? E que nesse curso de doença ele não aderiu ao tratamento. Então, uma das coisas que você tem que priorizar é, assim: o quanto... ah... ah... é conscientizar, é sensibilizar esse indivíduo que ele precisa... da medicação, que ele não pode deixar de tomar, de que ele precisa

da psicoterapia. (...) Durante a entrevista, eu perguntei se quando ele... é saía correndo ou queria ir para a rua se ele ouvia vozes, né? E ele negou. E quando foi ontem, antes de ontem, que ele teve aquela intercorrência que ele precisou ficar no Pronto-Socorro, claramente, ele estava ouvindo vozes, porque ele falava com esta voz: "Tia, larga do meu pé, tia. Pára de falar". E não tinha nenhuma tia, não tinha ninguém falando com ele, né? Então, ele tem sintomas produtivos, ele tem alucinações auditivas, pro... provavelmente tem delírios, né? (...) A – Como a família do Bruno vai fazer parte do atendimento dele? E por quê? B – Então, o que nós temos, assim, de início, né? Ah, como proposta é o atendimento dos pais, ambos: pai e mãe. (...) a <u>família também</u> <u>tá</u> <u>adoecida</u>, né? (...) que coisas são essas, né? Que ele tá sendo porta-voz, né? Que ele não agüentou, que tá trazendo não só dele, né? Da dinâmica dele, mas dessa (...) dinâmica familiar adoecida. (...) a gente percebe que a relação... ah... com a mãe do <u>paciente</u> <u>psicótico</u> é uma coisa bastante... Né? Doentia, né? Uma mãe manipuladora, que mobiliza muita culpa (...) Muito ansiosa, né?

No discurso de Rosana, aparece novamente a igualdade em vez da especificidade, porque o grupo-clientela do hospital ao qual já é conferida a existência de doença é a principal referência para falar de pessoas em primeiro atendimento em saúde mental.

(psiquiatra Rosana/caso Bruno – HD3)
A – Há algo de específico que você faz no atendimento de pessoas que utilizam pela primeira vez um serviço de saúde mental? B – ... É eu acho que sim... sem perceber, eu acho que você acaba dando mais atenção. Porque... uma pessoa que tem a <u>doença</u> há 30 anos, têm pacientes é... bipolares, né? Que têm... que têm episódio de mania aí todo ano. Quer dizer, o pessoal por mais assim que não

> *aceite, já tá mais acostumado, né? Assim, com isso, já tá mais assim, já tá meio escolado, né? (...) A – E que referências você vai utilizar para atender o Bruno? (...) B – Ah... Bom, primeiro como eu te falei o meu conhecimento técnico mesmo, né? A primeira coisa que eu uso... é isso mesmo, né? (...) Segundo lugar, ah... acho que um pouco de experiência, né? Com esse <u>tipo de paciente</u>, né? Que eu acabei tendo, assim, bastante, né? Eu fiquei um bom tempo trabalhando com <u>pacientes</u> assim <u>psicóticos</u>, né?*

A diferença entre a clientela em primeiro atendimento e aquela com alguma história de tratamento parece ser o tempo de doença, que é maior para a segunda do que para a primeira.

De qualquer forma, há a formulação de um grupo-clientela para o Hospital-Dia que seria um *tipo de paciente* denominado pelo termo *psicótico*. A predefinição desse grupo e o conhecimento técnico da entrevistada seriam as referências para o atendimento de Bruno.

A Tendência de Conservação na Doença

Como podemos identificar no discurso dos entrevistados transcrito abaixo, eles propõem a necessidade de se aguardar um tempo para definir o diagnóstico e o prognóstico para os casos sobre os quais falaram, porque estes ainda estão em sua primeira internação.

Contudo, à medida que os casos são considerados como representantes do grupo-clientela de Hospital-Dia, a eles é favorecido um discurso dos entrevistados no qual parecem ser situados numa ordem de patologia com tendência a se conservar. Tal tendência é produzida no discurso de alguns entrevistados quando especificam a ordem de patologia pressuposta para os casos como crônica ou como esquizofrenia. Enquanto para outros entrevistados, essa tendência está sustentada em qualidades pessoais dos casos que (re)produziriam a tendência de conservação na patologia.

Seja como for, a tendência de um futuro como permanência na patologia parece ser produzida quando os casos são considerados como representantes do grupo-clientela de Hospital-Dia, que é definido não apenas pela ordem da patologia, mas também pela tendência de nela se conservar.

Nesta subcategoria, transcrevemos e analisamos abaixo fragmentos do discurso produzido pelos entrevistados que sustentam essas afirmações.

(psicóloga Marta/caso Bruno – HD3)
A – Marta, se você pudesse pensar no Bruno daqui a alguns anos, como você imaginaria que ele estaria? B – (...) se é um primeiro surto, a gente <u>tem que esperar</u> que vai ter, que vai ser uma <u>boa evolução</u>, que o paciente vai conseguir retomar a vida lá fora. (...) a gente <u>tem que</u> dar essa chance, assim, de... de... de, de achar, né? Se você começa atender um caso, né? E se você vê só a patologia. Né? E achar que aquela patologia vai ser ad aeternum, *né? Eu acho que você já tá tolhendo as chances de melhora, já dentro do atendimento. Né? (...) na primeira vez (...) nós não fechamos como esquizofrenia, né? "Não, vamos pegar leve, vamo ver como vai, é o primeiro surto." Né? Eu acho que é até um cuidado, né? Que a nossa equipe tem aqui de não fechar como esquizofrenia (...) Ah... nós já tivemos outros casos de primeiro atendimento (...) a gente observa que <u>o comprometimento é progressivo</u>. Pacientes que a gente atendeu há dois anos atrás. Né? E que saíram daqui com um prognóstico, que saíram bem, bem mais preservados, né? Psiquicamente falando. Retornaram, depois, totalmente alterados, já. A remissão do surto houve, mas assim ficou <u>falhas</u>, <u>defeitos</u>, né? (...) E até paciente que você até olha e fala: "Ah, esse aí, ele vai para uma demenciação". Né? Que vem, assim, até fisicamente muito diferenciado: vem bem amorfo, sem forma, perdeu as formas, engordou, come compulsivamente, né? Bem aquele <u>psicótico</u> que se vê, assim, em hospitais, né? <u>Em manicômios</u>.*

Marcas da Iatrogenia no Discurso de Profissionais em Hospital-Dia

(...)

A – Se você pudesse pensar no Bruno tendo alta, em função do que você decidiria isso? (...) E com quem você decidiria isso? B – Então, a gente discute (...) com a família, prepara o paciente pra alta, prepara a família pra alta, aí, a alta acontece. Sabe? Já marca lá fora o encaminhamento. Então, o paciente quando sai daqui, ele sai já sensibilizado, sabendo que vai ter que continuar o tratamento lá fora, que aqui é só... uma das partes do tratamento dele. <u>O prosseguimento maior é lá fora</u> (...) Ele vai ser atendido, nem que seja uma vez a cada dois meses, ele vai ser atendido pelo médico, não nos moldes que os nossos médicos tratam aqui, né? É uma consulta ambulatorial. Né? Ah... <u>sem grandes escutas</u>, sem um grande... uma grande atenção, né? Pra esse paciente e pra família, como herança dos ambulatórios, né? (...) Acho que é essa é a maior dificuldade: da gente tá conseguindo... é a garantia da psicoterapia fora daqui. Tá? Então, assim, a... a... pública, né? A gente não tem.

Ao falar de como imagina o futuro de Bruno, Marta afirma haver no Hospital-Dia o princípio que traz o dever de esperar para a clientela em *primeiro surto* uma *boa evolução*/a possibilidade de *retomar a vida lá fora* e também o dever de evitar ver apenas a *patologia* ou achar que ela vai ser *ad aeternum*: *...se é primeiro surto, a gente <u>tem que</u> esperar que vai ter (...) ser uma boa evolução (...) retomar a vida lá fora.*

De acordo com Marta, o princípio em questão está justificado no fato de que ver apenas a *patologia* ou achar que ela vai ser *ad aeternum* significa tolher as possibilidades de melhora da clientela em primeiro surto no atendimento oferecido no Hospital-Dia: *...se você vê só a patologia. Né? E achar que aquela patologia vai ser* ad aeternum, *né? Eu acho que você já tá tolhendo as chances de melhora, já dentro do atendimento.*

O diagnóstico de *esquizofrenia* é aquele em que está especificada a patologia reconhecida como *ad aeternum*, que não deve ser esperada para a clientela em primeiro surto. Diagnóstico como esse, portanto, não deve, por princípio, ser conferido a essa clientela.

Todavia, baseada na observação da evolução de outros clientes em primeiro surto no Hospital-Dia, Marta não parece sustentar para eles nem para Bruno o princípio que orienta a espera de um bom prognóstico, mas sim a tendência de *comprometimento progressivo*: *...nós já tivemos outros casos de primeiro atendimento (...) a gente observa que o comprometimento é progressivo.*

Essa tendência não é sustentada no discurso apenas pela observação da entrevistada, mas também pela perspectiva que parece ter de desenvolvimento saudável: aquela que não inclui o surto, porque ele traria marcas negativas permanentes e irreversíveis denominadas de *defeitos/falhas*.

Com essa perspectiva, após um surto, o desenvolvimento é reconhecido de uma forma que justificaria a antecipação da tendência de conservação na patologia (*comprometimento progressivo*) para a clientela em primeiro surto, que poderia chegar ao extremo da condição de *psicótico* de *manicômio*. A continuidade de tratamento é, dessa forma, proposta como um procedimento geral para essa clientela (inclusive para Bruno).

Apesar da continuidade de tratamento no Ambulatório não ser reconhecida por Marta como a adequada, pois não há psicoterapia e o atendimento médico não é bom, esse procedimento não é questionado e sim sustentado. A adequação do tratamento talvez não seja relevante para questionar o procedimento de continuidade de tratamento, porque, com um surto, o futuro da clientela já é situado como comprometimento progressivo. Em outros termos, o que parece importar é a continuidade de tratamento, independentemente de sua adequação, talvez porque, por melhor que este seja, já não lhe seria conferida a possibilidade de mudar o futuro da clientela quando já marcada pela tendência de conservação na patologia.

Embora tenha negado *qualquer coisa* significativa no passado de Bruno, na continuidade de seu discurso a respeito do futuro dele, Marta lhe pressupõe a existência da condição de ter sido *borderline* no passado, o que parece dar sustentação à afirmação de estrutura de personalidade *psicótica*.

Ao identificar patologia no passado de Bruno, Marta parece dar mais um passo no sentido de aproximá-lo do grupo-clientela do Hospital-Dia e, como conseqüência, da pressuposição de existência de doença com a tendência a se conservar.

> (psicóloga Marta/caso Bruno – HD3)
> *B – Ele é bastante jovem, nunca fez tratamento anterior...de nenhum tipo, segundo a mãe, sempre foi uma criança saudável. Né? Na história que depois nós colhemos, né? Do desenvolvimento dele, assim, <u>não têm coisas significativas</u> que chamem muito a atenção.*
>
> *(...)*
>
> *É assim...ele tá com uma <u>estrutura psicótica</u> agora. Eu acredito que ele tenha sido um fronteiriço, um <u>borderline</u>. Né? <u>Há</u>... <u>muito tempo</u> e que essa família tem tido essas dicas, né? De que ele não tá bem, né? Mas que ele vem conseguindo manter mais ou menos essa integridade, né? Do ego. Até lançando mão, sabe se lá de que mecanismos, né? Ah... fronteiriço, mas agora a estrutura dele é psicótica. Né? Todos os sintomas clássicos, né? Vamos ver, né? Se remite, se ele consegue segurar lá fora, né? (...) A estrutura dele é psicótica, não é mais neurótica. Né? Eu acho que em algum momento, né? Ah, se ele tivesse tido, né? Assim um atendimento ainda logo na infância, principalmente, uma orientação dessa família, né? Talvez ele não tivesse essa estrutura francamente psicótica que ele tem, atualmente. Né?*

No trecho a seguir, Marta parece definitivamente inscrever Bruno na pressuposição de existência de doença com tendência a se conservar ao especificá-la como *esquizofrenia/patologia psicótica*.

(psicóloga Marta/caso Bruno – HD3)
A – *O que seria um mau prognóstico para esse caso? Por quê? (...) B – Eu acho assim, ele demorar muito para remitir... os sintomas produtivos: esses delírios, essas alucinações, né? (...) Aí.... fica mais difícil a gente afastar, né? Como já uma... não só <u>estrutura psicótica</u>, mas já tem uma <u>patologia psicótica</u>, né? (...) A nossa estrutura é neurótica, nós, os normais, né? A... estrutura dele já é psicótica, mas daí acho que caracteriza... caracteriza já a, a, a patologia, né? Ele já tá dentro da doença (...) têm dinâmicas familiares que são psicóticas, né? O caso do Bruno, é. Né? Como outros pacientes. Então, tem dinâmica familiar que tá dentro de uma estrutura psicótica. Né? Ele tem uma estrutura de personalidade psicótica, né? Uma <u>predisposição</u>... teve e tem... teve uma predisposição de desenvolver uma patologia... psicótica e <u>ele já tá dentro</u>. Né? Da <u>sintomatologia</u>. (...) É um surto psicótico que vai irromper mesmo, né? Como linguagem. Ele só vai conseguir falar do sintoma ou daquilo que não deu certo na vida dele de uma forma psicótica... surtando. De outra forma ele não vai conseguir falar disso. Né? Aí ele já tá dentro da patologia mesmo, né? Aí <u>não dá</u>... <u>para deixar de ver</u>... que é uma <u>esquizofrenia</u>. <u>Até pela idade dele</u>, né? (...) a gente sabe que... ah... nessa passagem adolescência vida adulta que é o caso do Bruno, né? A esquizofrenia é a doença que tem <u>maior incidência</u>, né? (...) A – E isso quando se sabe? B – Vai depender... quando ele tiver fora do Hospital-Dia. (...) Então, aí a gente vai saber como é que ele vai responder a isso quando ele tiver fora do hospital. (...) Pode ser que o Bruno daqui dois meses, depois da alta, esteja aqui de novo. Aí é que eu falo um <u>mau prognóstico</u>, já numa <u>segunda vez</u> aí a <u>doença já vem mais definida</u>. Né? Aí não dá para não <u>enxergar</u>, né? Não, não dá para deixar uma coisa em dúvida, né? (...) é um paciente que vai ter que ir para uma psicoterapia por tempo indeterminado. Né? (...) É isso*

que a gente vai ter que garantir para ele, essa continuidade lá fora.

Marta fala de *estrutura de personalidade psicótica* para Bruno, diferenciando-a de *patologia psicótica* que parece corresponder ao que ela denomina de *esquizofrenia* e ao que reconhece por patologia *ad aeternum,* que estaria associada a um mau prognóstico.

A entrevistada afirma que Bruno *teve* e *tem* a *predisposição* de desenvolver uma *patologia psicótica* em conseqüência do fato de ele ter uma *família* cuja *estrutura* é *psicótica* e uma *personalidade* designada por esse termo, que já o inscreveria fora do limite da normalidade.

Contudo, ela já parece pressupor a *patologia psicótica* para Bruno e não apenas a *personalidade psicótica.* Quando leva em conta a idade dele, Marta abandona o termo *estrutura de personalidade psicótica* aproximando esse paciente do que ela considera *esquizofrenia.* Em outras palavras, ao falar da idade dele, a entrevistada parece autorizar-se a enxergar o que já reconhece nesse cliente: a esquizofrenia (*Aí não dá... para deixar de ver... que é uma esquizofrenia. Até pela idade dele, né?*).

Os pacientes em surto aos 17 anos, como Bruno, constituiriam um grupo-clientela cuja tendência é a de diagnóstico de esquizofrenia e a de um mau prognóstico. O futuro de Bruno é, assim, situado como conservação na patologia, o que demandaria continuidade de tratamento (psicoterápico) *por tempo indeterminado.*

Embora já pareça ser pressuposta a patologia irremissível para Bruno, Marta deixará para diagnosticá-la categoricamente pelo seu termo específico *esquizofrenia* apenas numa segunda internação. Assim procedendo, a entrevistada atenderia ao princípio, mencionado alhures, segundo o qual, não se deve achar que a patologia vai ser eterna para a clientela em primeiro surto, o que faz parecer que ela não estaria tolhendo as probabilidades de melhora dele no atendimento prestado no Hospital-Dia. Assim também, a realidade *fora* e não *dentro* do Hospital-Dia é posta no lugar de variável determinante da produção da cronicidade. Ou seja, ao mundo fora do Hospital-Dia fica imputada a responsabilidade de produção de um mau prognóstico.

Rosana, por sua vez, afirma ser necessário esperar um tempo para a definição do diagnóstico para a clientela que atende, pois é a *evolução* do quadro clínico que lhe permite esse procedimento.

Porém, ao justificar o privilégio que deve ser dado ao atendimento à família da clientela no Hospital-Dia, Rosana já lhe pressupõe a existência de doença mental com a tendência de ser invariavelmente *crônica*.

A possibilidade de atribuir à doença mental tendência a ser crônica para a clientela parece encontrar sustentação na perspectiva que a entrevistada tem de desenvolvimento saudável. Este não incluiria o surto, já que ele traria marcas permanentes de patologia, as *seqüelas*. A pessoa passaria a ter *tudo*, sendo difícil, até mesmo, reconhecê-la como a mesma de antes dessa ocorrência. A entrevistada garante em seu discurso, então, a inscrição de Bruno, bem como do grupo-clientela do Hospital-Dia do qual seria representante, na tendência à cronicidade da doença mental.

> (psiquiatra Rosana/caso Bruno – HD3)
> *B – (...) o diagnóstico em psiquiatria não é imediato, você tem que... avaliar, ver a evolução. (...) eu sempre prefiro esperar um pouquinho antes de dar, de fechar um diagnóstico, né? (...) A – O que você vai privilegiar no atendimento dele [Bruno]? (...) B – Olha... ah... eu acho que esclarecer muito a família. Eu acho que a família tem que estar muito ciente, (...) Sobre a cronicidade dessa doença (...) Ah, isso é superimportante, porque uma... uma doença na família já é uma coisa que desestrutura muito uma família. (...) Uma doença mental, que é crônica, então, né? (...) é uma coisa que deixa a família mais, porque a família tem que... tá o tempo todo com aquilo... né? (...) Vão ter apenas um controle. Nossa! (...) Ah... e, às vezes, é muito difícil para a família*

> *aceitar isso...(...) A – Há algo de específico que você faz no atendimento de pessoas que utilizam pela primeira vez um serviço de saúde mental? B – Ah...e, assim, consiste num... não é bem um desafio (...) exige mais de você (...) porque você que tá fazendo aquele primeiro atendimento, entendeu? Quer dizer, você que tá começando, você tá dando o encaminhamento, né? Para aquilo que vai ser uma <u>doença</u> que vai acompanhar a pessoa <u>a vida inteira</u>. Então, eu acho que é importante, a responsabilidade, talvez, seja até maior. (...) [O surto] é um corte... de tudo o que o desenvolvimento, de tudo o que a pessoa vinha desenvolvendo. (...) é esse corte na vida da pessoa, né? Então, assim, é... ela fica com <u>seqüelas</u> muito importantes, né? (...) a cada surto que você tem, a pessoa fica com uma seqüela a mais. (...) Então... e é uma coisa muito surpreendente, porque a pessoa não tinha nada e <u>de um dia para o outro</u> ela <u>tem tudo</u>, né? Ela... até você não reconhece aquela pessoa como sendo a pessoa que você sempre conheceu, né?*

Nesse discurso de Rosana, a possibilidade de não antecipar um mau prognóstico para Bruno se torna praticamente impossível, porque um surto aos 17 anos acarretaria *seqüelas* ainda maiores, pois, além de impedirem a *evolução*, promoveriam também a *regressão*.

Após um surto na clientela nessa idade, Rosana fala em termos negativos/de perdas, porque o desenvolvimento não poderia mais ser completo, mas apenas parcial: *não volta a ter aquele potencial* e *não será mais aquela pessoa maravilhosa/brilhante*. As possibilidades positivas de desenvolvimento completo ficaram no tempo passado; no desenvolvimento e na pessoa anteriores ao surto.

Com tais perspectivas de desenvolvimento para o grupo-clientela em surto aos 17 anos, Bruno, na condição de ser um de seus representantes, já é discursivamente situado na contingência de um mau prognóstico: ter *muitos surtos* e *não retomar o funcionamento* (*ficar apático, sem capacidade de raciocínio/de concentração*).

(psiquiatra Rosana/caso Bruno – HD3)
>	B – É, então, um mau prognóstico... é... é isso, né? Quer dizer: é... a doença... o <u>surto</u> psicótico <u>aos 17 anos</u>. (...) Então, assim, é... ela fica com <u>seqüelas</u> (...) principalmente, nessa idade... ah... que a personalidade ainda não tá bem sedimentada, tal, a pessoa realmente, ela <u>pára de evoluir</u>, ela pára de evoluir, ela e ela..., muitas vezes <u>regride</u>. Ela, assim: a cada surto que você tem, a pessoa fica com uma seqüela a mais. (...) Normalmente, a pessoa quando tem um surto assim aos 17 anos, ela <u>não volta a ter</u>, assim, aquele potencial... não... não volta, entendeu? É difícil, assim ela <u>não vai mais ser</u> aquela pessoa que vai poder desenvolver todo aquele potencial como poderia ter desenvolvido se não tivesse a doença. (...) Você não vai esperar uma cura, que a pessoa <u>volte a ser</u>... aquela pessoa maravilhosa, brilhante e tal. (...) A – O que você não vai privilegiar no atendimento do Bruno? (...) Não sei, não tem nada que me venha à cabeça. Né? Que eu não vá privilegiar. Porque eu acho que é um caso tão... é um caso tão difícil... assim, triste, porque é um surto psicótico aos 17 anos. <u>O prognóstico já</u>... <u>não é bom</u>, já de cara, eu já posso te falar (...) um mau prognóstico seria isso: ele voltar a ter mais... ter muitos surtos (...), é... mesmo remitindo... ele não retomar o funcionamento dele, ficar muito apático, ficar meio... sabe... meio assim... perde um pouco da capacidade de raciocínio, de concentração, <u>não volta a ser</u> a mesma pessoa.

(psicóloga Clarice/caso Paulo – HD1)
>	B – A gente pode tá dizendo como hipótese diagnóstica é uma crise esquizofrênica. Eu não acho justo falar: é um esquizofrênico nesse caso. (...) A – Qual a diferença? B – A diferença é que no caso um esquizofrênico, ele vai ser sempre um esquizofrênico (...) com período de crise ou não, maiores ou menores. (...) Agora... um surto esquizofrênico

foi algo que já teve, já passou. (...) A – O que seria um mau prognóstico pro Paulo? E por quê? B – Um mau prognóstico seria: de fato a <u>esquizo</u>..., <u>esquizofrenia seja</u> uma <u>esquizofrenia</u>. Ele ter... <u>constantes crises</u>, ele... deixar de se cuidar, porque <u>muitos deles</u>... Né? Vêem que melhoraram, param, interrompem o... uso dos remédios, interrompem as terapias, deixam de ir aos médicos. (...) A gente trabalha demais com <u>eles</u>: "Nunca é... deixem de tomar remédios (...). Não larguem. Não abandonem o tratamento". (...) A – Se você pudesse pensar nessa pessoa daqui alguns anos, como você imaginaria que ele estaria? B – (...) É mais fácil a gente <u>pensar no</u> que é <u>ruim</u> (...) Porque você pega um paciente que é muito <u>crônico</u> e você sabe que o prognóstico é péssimo: cada vez vai piorar mais, vai demenciar mais e <u>você não tem mais o que fazer</u> (...) você sabe, vai ficando cada vez pior do que você pensar em alguém que vai tá bem.(...) Tudo bem, eu posso tá sendo muito otimista. Que bom! Mas, meu, meu otimismo não, não ga... garante nada. Né? Será que de fato vão dar continuidade no tratamento? (...) A – O que você achou da entrevista? B – Eu achei bom. Eu gosto de falar. Eu achei rica, pois você me fez pensar em algumas coisas que até então eu não... não... questionava. Essa questão aí você me pegou: Por que que eu não visualizo? Né? Algo mais pra frente. Né? Ou quando visualizo é só, assim. "Ah! já sei que aquele lá não vai tá bem mesmo daqui a uns anos." Né? E, às vezes, eles desejam tanto a <u>morte</u>, tanto a morte, que a gente às vezes pára e pensa assim: "Puxa vida, se ele morresse mesmo ia ser tão bom pra não sofrer tanto, uma vez que a gente não consegue tá aliviando".

A psicóloga Clarice afirma não ser justo conferir a Paulo a hipótese diagnóstica de *esquizofrenia* e sim a de *crise esquizofrênica*. Entretanto, a hipótese diagnóstica de esquizofrenia é pressuposta para Paulo quando a entrevistada caracteriza o que seria um mau prognóstico para ele: *de fato a <u>esquizo</u>, <u>esquizofrenia</u> <u>seja</u> uma <u>esquizofrenia</u>.*

Essa pressuposição parece decorrer do fato de Paulo ser considerado como representante de um grupo-clientela, formulado no discurso da entrevistada, ao qual é antecipada a tendência à conservação na patologia – condição que corresponderia ao que a entrevistada reconhece por esquizofrenia. A melhora dessa clientela não é sinal de cura, mas sim contingência a novos surtos, caso o tratamento seja interrompido, como podemos identificar no seguinte trecho do discurso da entrevistada: *Ele ter... constantes crises, <u>ele</u> ... deixar de se cuidar, porque <u>muitos deles</u>... Né? Vêem que melhoraram... ué... vê que melhoraram, param, interrompem o... uso dos remédios, interrompem as terapias, deixam de ir aos médicos.*

O Hospital-Dia não parece ser reconhecido como agente capaz de evitar a conservação na patologia: *Tudo bem, eu posso tá sendo muito otimista. (...) Mas, meu, meu otimismo não <u>garante nada</u>.* Se, por um lado, o Hospital-Dia não é reconhecido como agente capaz de evitar a conservação na patologia, por outro, ele também não pode ser responsabilizado por favorecê-la. Ao tratamento fora do Hospital-Dia é atribuída a possibilidade de modificar a conservação na patologia e, portanto, a responsabilidade por não promovê-la para a clientela. *(Será que, de fato, vão dar continuidade no tratamento? Será que esse rapaz vai continuar tendo uma terapia fora?).*

De qualquer maneira, a necessidade de continuidade de tratamento fora do Hospital-Dia também parece ser invalidada como possibilidade de reverter a tendência de conservação na patologia, porque a *morte* é apontada como a saída para o sofrimento da clientela.

É quando fala do atendimento à família e do futuro de Paulo que Ismael, por sua vez, parece produzir-lhe a contingência à conservação na patologia de forma semelhante àquela utilizada pelos demais entrevistados para os outros casos.

A recuperação da patologia de Paulo é antecipada como não-*rápida* e nem *total*, porque essa é a *média* do que ocorreria com o grupo-clientela definido pelos termos *esquizofrenia/psicose*. Dessa maneira, a Paulo é facultada a possibilidade de voltar ao *trabalho*, desde que este não seja *muito complexo*, pois a ele parece já ser antecipada certa perda de capacidade para esse tipo de atividade.

Se a possibilidade de existir a diferença em Paulo não parece contar para a definição de sua recuperação, a continuidade de tratamento também independe dele para ter a sua freqüência definida. É o medicamento a referência para Ismael cogitar a freqüência entre as consultas médicas de Paulo na continuidade de tratamento.

(psiquiatra Ismael/caso Paulo – HD1)
A – O senhor falou da família, né? A família do Nelson vai fazer parte do tratamento dele aqui? B – É, no Hospital-Dia, é imprescindível a participação da família. (...) O sentido todo é de conscientizá-los [à família]: "Olha, isso é uma <u>doença</u> e precisa de tratamento. Tem um tratamento e as possibilidades de prognóstico são tais, tais, tais". Que algumas famílias (...) vêm aqui numa expectativa muito grande de <u>recuperação rápida e total</u>. Né? (...) Aqui não é assim, nas outras instituições não é assim, nas outras universidades, que não é assim nos outros países (...). Se acostumar sabendo como é a evolução na, da <u>média</u> <u>desses pacientes</u>. (...) A – Se você pudesse pensar no Paulo daqui alguns anos, como você imaginaria que ele estaria? (...) eu acho que ele... estaria em um tratamento justamente ambulatorial com grande espaço entre as consultas e se dedicando a um trabalho (...) não muito complexo. A – Como deveria ser esse atendimento ambulatorial?(...) B – Uma consulta com o especialista (...) A – Com um psiquiatra? B – Sim. (...) O intervalo entre as consultas vai depender da medicação usada. A – E por que o senhor acha que é necessário uma continuação ambulatorial? B – É pelo que as estatísticas mostram é ... <u>pouquíssimos</u> casos de <u>esquizofrenia</u> ou de <u>psicose</u> têm uma <u>recuperação</u> <u>completa</u>...

(psicóloga Janete/caso Daniel – HD2)
A – Quanto tempo você acha que levará para saber o prognóstico dele? B – (...) a gente <u>tinha pensado</u> bem numa coisa reativa mesmo, numa <u>primeira impressão</u> (...) <u>parecia</u> mesmo ser um quadro reativo. (...) A – Que que é isso? B – Que, assim, que foi reativo ao... à situação que tava vivenciando, né? Não, não parece ser, não parece ser uma coisa mais grave (...) Pode ser que não. (...) Pode ser... que... nesse tempo, que a gente <u>descubra</u>... <u>tudo</u> assim. (...) A – E o que que seria um mau prognóstico? B – Então, um mau prognóstico, assim, o que a gente vê é um paciente que vá, vá repetir... esse quadro outras vezes. Então, num, num quadro, no caso do Daniel eu não imagino que ele tenha um mau prognóstico (...) Me parece, assim, realmente uma <u>pessoa mais fragilizada</u> (...) Que é uma pessoa mais frágil (...) Se ele vai precisar continuar se tratando que a gente acha que provavelmente sim, né? Porque, assim, percebeu-se que ele é uma pessoa fragilizada, né? Né? (...) A – Um mau prognóstico seria ele voltar a ter as crises? B – Voltar ter crises, né? Mas, acho assim, <u>se for</u> realmente (...) <u>acompanhado</u> fora daqui, acho que isso <u>pode ser evitado</u>. Né? Se ele puder, então, ser acompanhado, né? Fora daqui, se ele puder, então, receber um acompanhamento (...) A – Acompanhado como Janete? B – Pra ele poder sair daqui e continuar tendo um acompanhamento: um médico, um psicológico. Pra poder ter, mas se não uma terapia individual, talvez um grupo, né? Porque talvez seja mais fácil a gente conseguir um grupo, né?

Janete emprega o termo *quadro reativo* para circunscrever a existência de condição patológica menos grave para Daniel, afirmando categoricamente não ser possível imaginar um mau prognóstico para ele.

Mas, essa condição é enfraquecida para Daniel ao ser situada no tempo passado: *a gente tinha pensado* e *parecia mesmo ser* e ao ser pressuposta para ele a contingência de ter novas crises, contingência que parece corresponder ao que a entrevistada reconhece como mau prognóstico. Esse prognóstico, no entanto, poderá ser evitado, caso Daniel continue a se tratar, como podemos observar no fragmento transcrito a seguir: *Então, um mau prognóstico, assim, o que a gente vê é um paciente que vá, vá repetir... esse quadro outras vezes (...) B – Voltar ter crises, né? Mas, acho assim, se for realmente (...) acompanhado fora daqui, acho que isso pode ser evitado.*

A possibilidade de um mau prognóstico é firmada para Daniel por intermédio de uma qualidade pessoal: é a *pessoa mais fragilizada* e não por intermédio de um termo nosográfico diretamente relacionado à patologia, como ocorre no discurso de outros entrevistados.

Apesar de o grupo-clientela não ser explicitamente formulado nesse trecho do discurso da entrevistada, a qualidade específica que é identificada em Daniel – *pessoa mais fragilizada* – o aproximaria dele (grupo) tal como formulado no discurso dos demais entrevistados. Em outros termos, a qualidade que a entrevistada identifica em Daniel lhe favoreceria (re)produzir a tendência de conservação na patologia do grupo-clientela, formulado no discurso dos outros entrevistados.

Embora a continuidade de tratamento seja identificada como necessária, porque sua permanência evitaria a incidência de novas crises para Daniel, ela é proposta a partir do que é *mais fácil* de ser conseguido e não a partir do que a entrevistada parece sugerir como mais indicado (atendimento individual). Como no discurso de alguns entrevistados a respeito de outros casos, o formato especificamente indicado para a continuidade de tratamento de Daniel não é tão relevante, talvez porque por melhor que seja a conservação na patologia, já é uma tendência pressuposta.

(psiquiatra Sandra/caso Daniel – HD2)
B – Quanto tempo você acha que vai levar pra saber o prognóstico dele? B – Ah... quanto tempo... é difícil falar. No comecinho, assim, a gente sempre tem uma expectativa de que seja um quadro reativo. (...) um quadro benigno (...) Que

ele vá melhorar. Que ele vai... que ele não vai virar um esquizofrênico. Né? (...) Pra saber o prognóstico... acho que uns dois meses, né? Porque aí a gente começa a ver se ele... (...) Quer dizer, se em dois meses ele não estiver melhor, a gente pode pensar que é uma coisa mais grave. A gente pode pensar que ele já... é um quadro esquizofrênico, né? Aí o prognóstico é muito pior, né? (...) Um mau prognóstico é fechar o quadro, fechar o diagnóstico com esquizofrenia. (...) A – E seria um mau prognóstico, por quê? B – Porque a esquizofrenia tem um prognóstico ruim. Pelo menos até hoje, né? Não se tem cura, não se tem notícia. (...) é uma doença crônica incurável. (...) A – Se você pudesse pensar nessa pessoa daqui a alguns anos, como você a imaginaria? B – Como eu imaginaria?... Eu acho que uma pessoa que... que vai... vai ter algumas... alguns tropeços aí, né? Que vai ter alguns tropeços. A – Como assim? B – Ele pode, ele vai voltar a trabalhar, mas é uma pessoa que vai precisar... de um acompanhamento, né? Pra que ele consiga... é... continuar relativamente bem, né? Eu acho que é uma pessoa que vai precisar de tratamento... a longo prazo, né? (...) ele já tem uma predisposição, já é, né? Da personalidade dele (...) quer dizer, as mínimas... dificuldades aí da vida, né? Que têm muitas, é um paciente que tende a tá descompensando, né? (...) Porque é uma pessoa que já esteve doente, já teve um surto, né? Eu acho que... ah... não... não é uma pessoa que talvez tenha uma vida linear, né? Aquela que vai te... ter trabalho, depois ela vai conseguir estudar, depois... as coisas mais ou menos naturais da evolução da vida, assim, né? (...) Alguns desvios assim.

Ao ser indagada a respeito do tempo necessário para definir um prognóstico para Daniel, Sandra fala da expectativa que *sempre* desenvolve no *comecinho* do tratamento para a clientela do Hospital-Dia, isto é, a expectativa de que tenham um *quadro benigno/quadro reativo* e não um *quadro esquizofrênico*.

Marcas da Iatrogenia no Discurso de Profissionais em Hospital-Dia

Porém, a expectativa de *quadro benigno/quadro reativo* parece estar fadada a ser sustentada para o grupo-clientela apenas no *comecinho* de seu tratamento por causa da perspectiva de desenvolvimento que a entrevistada formula em seu discurso. Esta perspectiva de desenvolvimento saudável parece ser semelhante àquela proposta por Rosana e por Marta, na qual surto/doença gerariam marcas de conservação na patologia. (*é um paciente que tende a tá descompensando, né? (...) Porque é uma pessoa que já esteve doente, já teve um surto, né? (...) não é uma pessoa que talvez tenha uma vida linear (...) as coisas mais ou menos naturais da evolução da vida*).

Sendo assim, após um surto/doença estaria justificada para Daniel, a antecipação de um prognóstico como conservação na patologia (*desvios/tropeços/*apenas *relativamente bem*) ainda que não confira a ele o diagnóstico de quadro esquizofrênico. Em outras palavras, apesar de a entrevistada não atribuir o diagnóstico quadro esquizofrênico para Daniel, ela parece reproduzir o prognóstico associado a esse quadro em razão da perspectiva de desenvolvimento saudável.

Além disso, à semelhança do discurso de Janete, a tendência de conservação na patologia é firmada para Daniel por intermédio de uma qualidade dele, sua *personalidade,* e não por um termo nosográfico diretamente relacionado à patologia. E a continuidade de tratamento se torna uma imposição para que ele possa se manter apenas *relativamente bem.*

Após termos apresentado as três subcategorias acima, podemos afirmar que para os casos específicos considerados nas entrevistas é instituído um lugar comum no discurso dos agentes de saúde mental, psicólogo e psiquiátra. O lugar de sujeito-clientela, quer diz er, um lugar por meio do qual os casos são considerados fundamentalmente como representantes do g rupo-clientela definidor do Hospital-Dia como prática em saúde mental. Esse grupo é circunscrito pela existência de doença, principalmente especificada pelo termo psicótico ou pelo de esquizofrenia, à qual está associada a tendência de se conservar no futuro.

Apesar de considerarem características próprias dos casos, como idade, naturalidade, estado civil, dinâmica familiar, profissão, história pessoal, personalidade, qualidades pessoais, entre outras, essas são assimiladas pelas vicissitudes implicadas na pressuposição da existência de doença no grupo-clientela do Hospital-Dia com tendência a se conservar. Tal tendência está justificada no discurso basicamente por intermédio de alguma das três formas: no parâmetro técnico-teórico de evolução da doença, na experiência clínica pregressa e numa noção de desenvolvimento saudável que é incompatível com a ocorrência de surto/doença, porque estes são entendidos como produtores de marcas irreversíveis, *seqüelas*, *falhas* e *defeitos*.

Enquanto representantes desse grupo-clientela, a circunscrição do presente e a do futuro dos casos são em vários aspectos semelhantes: o que estaria ocorrendo com eles ganhou seu principal contorno nas referências relacionadas à patologia, e seu futuro previsto pela tendência de sua conservação.

Nesses termos, aos casos considerados é instituído um lugar em que a diferença deles com relação às pressuposições produzidas para o grupo-clientela do Hospital-Dia pouco se sustenta no discurso dos entrevistados.

B. Deixar-se Intervir

Nesta segunda categoria, demonstramos que, com o lugar de sujeito-clientela, os casos considerados tendem a ser introduzidos na condição de "objeto" no discurso dos entrevistados a respeito de seu tratamento. Em outras palavras, com o lugar instituído para os casos, estes são introduzidos na contingência de terem definido o processo de atendimento prioritariamente como efeito da ação de terceiros, porque assim parece ser proposto para o grupo-clientela do Hospital-Dia.

A presente categoria é composta das quatro subcategorias: deixar-se aprender, deixar-se observar, deixar-se melhorar e deixar-se adaptar.

Com a primeira subcategoria, pretendemos demonstrar que o lugar de sujeito-clientela introduz os casos considerados na condição de se deixar aprender que têm uma patologia mental.

Já, na segunda subcategoria, mostramos que esses casos parecem perder a possibilidade de enunciação própria, pois são introduzidos na condição de se deixar observar pela família e tratamento para que se produza um discurso a respeito deles, avaliado como principal referência para seu tratamento.

Na terceira subcategoria, demonstramos que a melhora e o futuro desses pacientes são definidos, prioritariamente, como produtos da ação do tratamento.

Na quarta e última subcategoria, discorremos sobre a contingência de se deixar adaptar, por meio da escola e do trabalho, que é produzida para os casos no discurso dos entrevistados.

Deixar-se Aprender

Nesta subcategoria, demonstramos que, a partir do lugar de sujeito-clientela, é proposta aos casos a aprendizagem de que a condição deles, que justifica o tratamento, deve ser definida como doença mental. Tal aprendizagem nos permite situar a condição de "objeto", que parece ser produzida neles à medida que o sentido do que lhes estaria ocorrendo é instituído de uma forma na qual lhes caberia fundamentalmente se deixarem convencer pelo discurso do tratamento.

Nos extratos transcritos abaixo, demonstramos essas afirmações.

(psiquiatra Ismael/caso Paulo – HD1)
A – Há algo de específico que o senhor faça num atendimento de pessoas que se tratam pela primeira vez em um serviço de saúde mental? B – É a <u>orientação</u>... sobre o que é a <u>doença</u>, quais as suas características, qual a sua evolução, o efeito da medicação, algum efeito colateral que poderia advir e a necessidade de que ele não pode parar o

tratamento. Só quando obtiver alta. Essa conscientização é necessária, quando alguém vem pela primeira vez. A – A conscientização da evolução, como assim? (...) B – Que os sintomas irão desaparecendo gradualmente... que é necessário que o paciente entenda isso. Começou com uma intensidade de medicação, depois se reduziu os remédios (...). Essa é a evolução que ele necessita entender.

Ismael afirma que a conscientização sobre as características da doença é uma ação específica adotada com os pacientes em primeiro atendimento. Com a conscientização, aprendem a definir como doença o que estaria ocorrendo com eles. E uma doença que parece ser definida de forma semelhante para eles, isto é, uma doença especificada como sintoma e com evolução própria, geralmente progressiva, que demanda tratamento médico (remédio). Nessa perspectiva, perde-se de vista, mais uma vez, qualquer particularidade do cliente específico em cena. Ele é antevisto a partir do lugar de sujeito-clientela.

O objetivo de conscientização da doença, proposto para os pacientes em primeiro atendimento, também o é para Paulo. Essa doença, inclusive, parece já ser definida pelos termos *psicose/esquizofrenia*, como demonstramos no discurso do entrevistado na subcategoria "A tendência de Conservação na Doença".

Embora Ismael afirme que a atividade das psicólogas – a psicoterapia – mexe com os elementos inconscientes da clientela, esse procedimento parece ter o objetivo de conscientizar/levar ao *insight*/aumentar o autojulgamento a partir de uma referência predefinida: a noção de doença. Ou melhor, na atividade com as psicólogas, consciência/*insight*/*autojulgamento* da clientela são identificados com a aprendizagem a respeito da noção de doença.

A conscientização/*insight*/aumento de julgamento produzidos com a noção de doença são qualificados como *pensamento lógico* e *raciocínio lógico* no discurso de Ismael. O consenso é o parâmetro utilizado por Ismael para definir um pensamento/raciocínio como lógicos.

Marcas da Iatrogenia no Discurso de Profissionais em Hospital-Dia

Com a assunção da doença, o discurso específico de Paulo que define o que lhe estaria ocorrendo como conversa com o demônio, passaria de uma condição particular, não passível de consenso imediato, porque ninguém a vê/a ouve como ele, para uma condição consensual. Tal transformação se daria com o emprego da noção em questão, porque o que estaria ocorrendo com ele é definido a partir de referências genéricas relacionadas com a patologia: *distúrbio do pensamento/senso-percepção/conduta/delírio*. Estas não seriam referências inacessíveis ao consenso, como aquelas produzidas por Paulo para expressar o que lhe estaria ocorrendo. Assim, com a introdução na noção de doença, Paulo tem de questionar a veracidade da forma como entende o que lhe ocorre para poder se associar ao discurso que o define pela noção de doença.

Baseado na pressuposição de existência de patologia no grupo-clientela do Hospital-Dia, a todas as famílias, incluindo-se a de Paulo, é proposto o objetivo de aprender a reconhecer o que ocorre com eles (clientela) de uma forma passível do consenso: *doença* percebida pelo *sintoma*. A doença, que ocorre a cada cliente, é apresentada à família por intermédio do sintoma, ou seja, a partir de um horizonte comum, comparável e definido pela média do que ocorre com a clientela.

(psiquiatra Ismael/caso Paulo – HD1)
A – E, agora, então tendo em vista essa série de atividades que o HD oferece, em que sentido o senhor acha que essas atividades seriam indicadas para um caso como o do Paulo? (...) B – (...) as psicólogas fazem a psicoterapia. Né? Que vai mexer com os elementos é... inconscientes, (...) <u>conscientizá-lo</u> que ele tem uma <u>doença</u>, aumentar o, o aí o insight, *né? O autojulgamento pra ele entender que ele tem uma doença e que precisa do tratamento. (...) Ele precisa acreditar que as vozes que ele ouve <u>não é</u> o, <u>o demônio</u> falando, que é um delírio, que é, que faz parte da doença dele, que <u>é</u> <u>um</u> <u>distúrbio</u>. (...) Então, essa que é facili, facilitar a introdução nessa doença. Ele precisa pensar: "Eu*

sou doente. Preciso fazer tratamento. Essas pessoas que estão aqui são técnicos e vão me ajudar nisso". (...) que ele entenda, como eu já disse, que ele tem uma doença que mexe com o pensamento e com a senso-percepção e com a organização pessoal. (...) tentar levá-lo dentro de um pensamento lógico, um raciocínio lógico. "Como alguém está falando com você? Se você não, não tá, não tá vendo? Como é isso?" Né? Perguntamos a ele. "Pense direitinho. Por que ninguém mais ouve? Por que a televisão estaria falando para você?" (...) Nós reunimos as famílias, a observação da conduta de um, de uma família ajuda a orientar a outra. E, de repente, surge uma luz: "Ah, então, não é só ele que é assim! Ah, <u>isso é</u> uma <u>doença</u>! Outras pessoas também têm esses <u>sintomas</u>!" E nesse grupo de auto-ajuda, às vezes, as famílias continuam conversando, (...) <u>comparando sintomas</u> de como é um filho de como é um sobrinho etc. Esse, esse trabalho, eu acho que é enriquecedor...

(psicóloga Clarice/caso Paulo – HD1)

A – Clarice, qual seria o objetivo, então, que você vê pra essa pessoa de fazer essas atividades aqui no Hospital-Dia? (...) B – Então (...) por ser uma primeira internação, a <u>aceitação da doença</u>. Ah... vai ouvi outros colegas falando, então, vai ver que não é uma coisa que acontece só com ele, né? <u>Não é</u> tão <u>incomum</u>, ele não é o <u>único</u>. Isso ele o Paulo, mas é assim para todos, né? É ... ele vai aprendendo e tentando aceitar... tudo isso e poder voltar sem, <u>sem</u> aquela coisa também do, do <u>estigma</u> que é colocado: "Ah, você é <u>doente</u>. Você foi internado. Você é louco". Né? Ah, então, a gente acredita muito no trabalho principalmente em <u>grupo</u>, né? (...) alguns não tinham, entram aqui sem ter determinada... Eles entram aqui e não têm nada, não têm nada, assim, né? (...) aí aprende porque ouve o colega falar no grupo alguma assim: "Ah, eu tô ouvindo vozes". E aí, de repente, começa *a ouvir vozes, não sei o quê, começa a adquirir todos hábitos. Aí, no caso, é quem usa da doença pra poder ficar aqui, isso e aquilo. (...) A – Por que que eles gostariam de ficar aqui? B – Ah, eu acho que têm vários e vários motivos. Têm pessoas que são muito simples e, às vezes, comem aqui (...) têm outros que, porque... tinha uma aqui que era muito difícil pra... olha pra tirar ela daqui, pra dar alta foi muito penoso. Porque essa, sim, ela fazia questão de fazer uso da doença, literalmente, em todos os sentidos. Tinha outra que falava, assim: "Eu faço crise quando eu não consigo alguma coisa pra conseguir". (...) Tem os ganhos secundários, terciários, enfim, de ser um doente. (...) Aí já digo: "Ah, não vem que não tem, não". E vai cortando.*

O objetivo das atividades do Hospital-Dia – *aceitação da doença* –, proposto para Paulo e para outros pacientes, também em primeira internação, está baseado novamente na mesma e recorrente pressuposição de existência de patologia para o grupo-clientela do Hospital-Dia.

Esse objetivo é realizado por meio de atividades em grupo, pois com elas os pacientes em primeiro atendimento podem aprender a reconhecer o que lhes ocorre na ordem da patologia, mas *sem estigma*. O estigma seria evitado, conforme afirma a entrevistada, porque com a noção de doença introduzida dessa forma, o que estaria ocorrendo com eles é traduzido como algo comum a um grupo.

De qualquer modo, uma oposição é produzida no discurso da entrevistada, pois, ao mesmo tempo que propõe a essa clientela aceitar a *doença*, ela pretende que a condição de ser *doente* lhe seja apagada para não ser estigmatizada. É como se a consciência da *doença* pudesse existir sem a de ser um *doente* para que o estigma fosse evitado.

Clarice afirma que a clientela aprende a usar o reconhecimento da doença numa direção que pode ser diferente daquela proposta pelas diretrizes do tratamento. Em outros termos, a clientela aprende a se utilizar das vantagens associadas à noção de doença ensinada pelo tratamento de maneira que lhe seja possível suplantar as diretrizes propostas por ele.

Nesse caso, cabe ao tratamento não sustentar a ordem de reconhecimento que define a existência de doença para, assim, poder evitar que essa demarcação seja utilizada pela clientela a fim de obter vantagens. A doença da clientela é interpretada como fingimento e não é sustentada como uma realidade própria e legítima.

Ademais, uma outra oposição parece ser produzida para a clientela no discurso da entrevistada. Se, de um lado, a clientela é levada pelo tratamento a reconhecer a existência de doença, por outro, tal reconhecimento é negado caso este seja utilizado fora dos parâmetros estabelecidos pelo tratamento ou para burlar as regras do serviço.

Observamos também no discurso de Sandra que ela propõe para a clientela em primeiro atendimento a ação de esclarecer como patologia o que lhe estaria ocorrendo, de modo a não produzir estigmatização.

Curiosamente, a entrevistada evitaria a estigmatização com a noção de doença mental, porque o que ocorre com a clientela seria definido como algo comum a um grupo, ou seja, não como algo que o isola, mas que o inclui. Mais que isso, com a noção de doença mental, crê-se evitar o estigma na medida em que esta é aproximada da doença comum.

Busca-se também evitar o estigma com o regime e com a organização do tratamento, porque esses permitem à clientela retornar para casa todos os dias e viver a experiência de um atendimento que é semelhante à rotina de uma casa. Em outros termos, o tratamento permite a introdução da clientela na noção de doença mental de uma forma que a torna menos discriminatória e ameaçadora. É o que se afirma neste discurso.

(psiquiatra Sandra/caso Daniel – HD2)
A – Há algo de específico que você faz no atendimento de pessoas que utilizam pela primeira vez um serviço de saúde mental? B – Algo de específico, quando é a primeira vez?

Eu tenho um cuidado, assim, né? De não estigmatizar. Né? De procurar <u>esclarecer</u> que <u>isso</u> é uma <u>patologia</u>... ah... <u>como todas</u> <u>as</u> <u>outras</u>, né? (...) Então, num primeiro atendimento, o que a gente procura mostrar é isso: que apesar de ser um, um local pra tratamento de doença mental, é um lugar gostoso, que têm pessoas legais, pessoas que têm dificuldades parecidas com a dela, né? E isso não vai... é... vai limitar um pouco é claro, mas, a gente não coloca assim de cara, né? Mas, que ele vai poder fazendo tratamento de, nesse tipo de tratamento que a gente tá fazendo ele não vai tá segregado, segregado da família, ele não vai ser seqüestrado, sabe? Que ele vai poder tentar levar a vida dele que ele vinha levando até então da forma mais natural possível. (...) Acho que (...) as atividades que você faz dentro de um Hospital-Dia ficam bem parecidas com o que você faz dentro de, dentro da sua casa (...) Então, assim, mostrar que <u>apesar</u> <u>de</u> tá <u>doente</u>, ele <u>não</u> <u>precisa</u> ser... ah... <u>afastado</u> do mundo, né? Que ele pode continuar fazendo as coisas dele, né?

(psicóloga Janete/caso Daniel – HD2)

A – Como é o seu atendimento? B – (...) Tentar ele ter uma consciência dessa doença pra continuar se tratando. (...) Eu acho que a gente vai tentar trabalhar muito essa questão. Aqui a gente vai trabalhar muito essa questão da doença mesmo, né? Da <u>consciência da doença</u>, da crítica, <u>do</u> <u>tratamento</u>, né? A – Como assim? B – Isso eu não tô dizendo não só do caso do Daniel, <u>todos</u> os pacientes que chegam aqui, né? Que eles estão aqui num momento de tratamento. (...) Como eu falei pra você, se têm outras questões que surgem, quer dizer, eu não sei que outras questões podem surgir, que não tenham muita ligação com essa questão, que aí a gente, quando o paciente como eu falei pra você, quando o paciente tem uma condição financeira melhor, ele vai pra terapia, (...) pra... pra um atendimento par-

> *ticular. Né? Porque tanto aqui como no posto [de Saúde] a gente não consegue esse tipo de trabalho, né? É mais uma terapia de apoio, né? (...) A – (...) No grupo de família a mãe vem. Né? Que é pra... participar só as famílias. Então, é pra que <u>entender o que é doença mental</u>, o que tá <u>acontecendo</u>, há um desabafo, uma troca e tal.*

Como se lê no fragmento acima, o tema do atendimento individual que Janete oferecerá a Daniel corresponde àquele que emprega para o atendimento da clientela em geral.

O atendimento individual parece recair no propósito de introduzir a clientela na noção de doença porque a ensinaria a traduzir o que lhe ocorre na ordem da patologia. Essa tradução também acarretaria a valorização do tratamento.

A entrevistada afirma que a família de Daniel, bem como a da clientela em geral, são atendidas para que possam também aprender a traduzir o que ocorre com o paciente como doença mental.

> (psicóloga Janete/caso Daniel – HD2)
> *A – Quando você diz em termos de tempo, você tem uma idéia de quanto tempo ele vai ficar? B – Eu acho que esse paciente fica pouco tempo, viu? (...) Porque, assim, ele... ele não tá, ele tá, é como eu falei pra você, ele tem uma certa <u>noção</u>, uma certa <u>crítica</u> da <u>doença</u>, né? Ele tá com uma aceitação boa do tratamento, né? (...) Então, acho que isso <u>já é meio caminho andado</u>. Né? Ele tá tendo uma boa aderência ao tratamento, uma boa aceitação. (...) Porque, às vezes, num primeiro momento, o que a gente precisa <u>fazer</u> é o paciente <u>perceber</u> que ele <u>tá doente</u>, que ele <u>tá precisando</u> se <u>tratar</u>, né?*

A possibilidade de a clientela em geral ter *crítica/percepção* da doença é considerada por Janete como parâmetro para prever breve permanência no tratamento realizado no Hospital-Dia, uma vez que

Marcas da Iatrogenia no Discurso de Profissionais em Hospital-Dia

o seu desenvolvimento corresponderia à metade do objetivo predefinido para o atendimento nesse serviço.

Assim, o tratamento de Daniel estaria dispensado da *metade* do trabalho predefinido para a clientela em geral: o de introduzir a clientela na *crítica*, porque ele já define o que lhe ocorre como doença e aceita/adere ao tratamento como proposto pelo Hospital-Dia.

Assim como Janete, Marta também valoriza a consciência de doença, já que essa seria parâmetro para definir o estado de melhora para Bruno.

(psicóloga Marta/caso Bruno – HD3)
Em uma semana que o Bruno está aqui na... conosco. Né? Ele deu uma grande melhora. Apesar daquela intercorrência que teve na 2ª feira. Né? Ele já tá conseguindo... ah... ah fazer algumas atividades em casa que ele já tinha abandonado nesse mês em que ele esteve adoecido. Né? Mesmo o nível de comunicação verbal, ele já consegue fazer contato de olho, de toque com as pessoas, né? Ele tá conseguindo... começando a falar do que ele gosta, do que ele não gosta, que que ele tá sentindo. Né? Começando a falar da doença, né? Ele já tá começando a ter uma <u>percepção da doença</u> (...), dos sintomas que ele tá tendo. Né?

Considerando os trechos acima transcritos nessa subcategoria, podemos dizer que os entrevistados propõem que os casos aprendam a circunscrever o que lhes estaria ocorrendo como doença. Essa aprendizagem implica a possibilidade de a clientela também valorizar o tratamento, porque esse se torna artigo de primeira necessidade.

Alguns entrevistados propõem, até mesmo, que a clientela desenvolva essa aprendizagem, sem que se vejam como doentes/loucos. Eles desconhecem, no entanto, que a proposição da consciência de doença já implica a consciência de ser um doente, como identificamos no trecho emblemático transcrito a seguir: *A – Clarice qual* *seria o objetivo, então, que você vê pra essa pessoa de fazer essas atividades aqui no Hospital-Dia? (...) B – Então (...) por ser uma primeira internação, a <u>aceitação</u> <u>da</u> <u>doença</u>. Ah... vai ouvi outros colegas falando, então, vai ver que não é uma coisa que acontece só com ele, né? Não é tão incomum, ele não é o único. Isso ele, o Paulo, mas é assim para todos, né? É... ele vai aprendendo e tentando aceitar... tudo isso e poder voltar sem, <u>sem</u> aquela coisa também do, do <u>estigma</u> que é colocado: "Ah, você é <u>doente</u>".*

Deixar-se Observar

Nesta subcategoria, demonstramos que, a partir do lugar de sujeito-clientela, os casos considerados são introduzidos na contingência de serem objeto de observação dos agentes de saúde mental e da família na produção de referências para o tratamento no Hospital-Dia.

Como objeto de observação, os casos parecem ter a sua possibilidade de enunciação própria secundarizada no tratamento, porque é o discurso de terceiros, produzido a partir da observação que fazem deles, que se torna referência primária para retratá-los. Para os entrevistados, a verdade dos casos seria encontrada fundamentalmente nos discursos atribuídos ao agente de saúde mental e à família, produzidos mediante a observação que fariam deles (casos).

Desse modo, ao serem postos em perspectiva a partir do lugar de sujeito-clientela no discurso, além de se deixarem conscientizar a respeito da patologia, os casos considerados parecem ter de se deixarem observar.

No fragmento do discurso da psicóloga Janete, bem como no de outros entrevistados demonstramos essas afirmações.

(psicóloga Janete/caso Daniel – HD2)
A – Que referências você vai utilizar pra atender o Daniel? (...) B – Então (...) <u>O paciente</u> tá aqui, é como eu falei pra você, ele não é <u>percebido</u> só no atendimento individual, né?

(...) Agora que a minha carga horária diminuiu um pouco, eu não vou tá <u>vendo</u> tanto ele, mas eu tenho ficado aqui o dia inteiro. Então, eu acabo <u>vendo</u> ele em outros, em outros grupos. (...) Então é, assim, tem uma <u>observação</u> <u>do</u> <u>paciente</u> em outros grupos. Né? Diariamente. Né? (...) tem a <u>opinião</u> de outras pessoas da equipe sobre o caso. Né? Acho que vem daí. (...) não fica só no atendimento individual (...) porque ele tá sendo <u>visto</u> o dia todo, em vários grupos e em diferentes grupos. Né? Então é isso. (...) A – (...) Se você pudesse pensar nele tendo alta, em função do que você decidiria isso, com quem e por quê? B – (...) esse paciente, como eu falei pra você, ele é <u>visto</u> em outros grupos, em outros momentos. (...)Acho que é um consenso de toda equipe que tá <u>vendo</u> ele, porque assim: <u>vê</u> ele cada um <u>vê</u> num horário nos grupos, em diferentes momentos. Às vezes, eu posso ter uma <u>percepção</u> de que ele tá bem, mas outra pessoa em outro grupo acha que ele não tá tão bem assim, né? <u>Percebe</u> algumas outras coisas. (...) A equipe, a família também, né? A gente sempre leva em consideração o que que a família tá <u>percebendo</u> dele em casa, o que que tá achando, né?

(psiquiatra Sandra/caso Daniel – HD2)

A – E com você, o atendimento com você qual é desses que você falou? B – (...) Ah... eu participo do atendimento familiar, do núcleo familiar. (...) E...participo do grupo de medicação. Participo de alguns grupos abertos, por exemplo, o grupo de saída, que é feito na sexta-feira, que é um grupo que tenta programar o final de semana. Ah... de algum grupo aberto de T.O., às vezes, eu participo. Ah... do grupo de psicoterapia, a gente tende a não... ah... o Daniel não vai, provavelmente não vai fazer parte do meu grupo de psicoterapia, porque como eu já tô envolvida com ele em outros momentos, a gente tende a nesse grupo de psicoterapia, tá <u>encaixando</u> ele num grupo de um outro *médico. Tá? Pra mais pessoas tarem vendo o Daniel pra não ficar na visão de uma pessoa só, de um técnico só.*

Especificamente, no fragmento acima verifica-se que, ao falar dos momentos em que participará do atendimento de Daniel, Sandra afirma em seu discurso que a observação da clientela é um parâmetro importante para a organização do tratamento no Hospital-Dia. Essa organização deve permitir a maior amplitude possível de observação da clientela.

A ação de observar parece conferir aos pacientes no discurso da entrevistada uma condição que se assemelharia àquela de um "objeto" cuja ação se restringe a deixar-se mostrar para ser visto pela equipe e pela família, agentes de produção de um discurso a respeito dela. Uma condição de "objeto" estaria ratificada para Daniel com o verbo *encaixar* utilizado por Sandra para se referir ao processo terapêutico dele.

(psicóloga Clarice/caso Paulo – HD1)
A – E de onde virão as referências que você vai utilizar pra atender o Paulo? (...) B – (...) basicamente dele, de tudo o que ele me disser. Né? Até porque, eu... a gente acaba dando mais crédito ao paciente, por incrível que pareça, do que à família. É... então, assim, até porque se ele me disser que tá vendo um... gato andando aqui na sala e eu tô vendo que não tem, isso é verdade pra ele. A partir do momento que ele tá vendo, é verdade. Né? Por mais que seja fantasia, delírio, não importa. (...) Agora, é lógico que num Hospital-Dia não dá pra gente fingir que não existem outras coisas e... e... não ser mais flexível no sentido de ouvir. Então, quando a gente tem a reunião de quarta, aí vem, no caso, é o Maurício que dá o grupo de família: "Aí a mãe do fulano, então no caso, a mãe do Paulo disse isso, isso e isso". Então, eu vou acabar... coletando esse material de uma reunião de equipe (...) e

> *fora as, as... o que a gente vai <u>vendo</u> muito em convivência ou mesmo o pessoal da enfermagem, às vezes, até o próprio guarda na frente que o recebe. (...) Então, aí, na verdade é de todo, né? Todas as <u>informações de onde vier</u>, eu, eu é onde eu vô tá recebendo. Mas, jamais também usar isso contra <u>o paciente</u> no sentido: "Mas, sua mãe disse que você não fez nada disso". Tá? Não dá pra usar. (...) porque <u>fica parecendo</u> que eu sou aliada da mãe dele e não aliada dele. (...) Você pega um paranóico que vem e diz: "Ah, eu sei que tão me perseguindo, não sei o quê, não sei o que lá". É lógico, eu vou trabalhar com dado de realidade. Né? "Aqui no hospital tão todos querendo me pegar". "Não, não é verdade." Isso eu vou entrar, isso é um <u>dado de realidade</u>. Eu vou dizer: "Não, não é verdade, não. As pessoas não estão aqui pra te pegar, as pessoas estão aqui pra te proteger. E seus colegas pra se tratar e também não... não têm interesse em te prejudicar". Né? (...) A – Se a gente pudesse pensar no Paulo tendo alta, em função do que você decidiria isso? Com quem e por que você decidiria? (...) B – É em função de todos esses <u>olhares</u> de todos nós (...). Então, todo mundo tem condições de tá <u>falando a respeito de paciente</u>...*

No discurso de Clarice, o modo de produção de referências que utiliza para o atendimento de Paulo é semelhante àquele empregado para a clientela em geral. Ela afirma haver no Hospital-Dia o princípio de levar em conta como referência principal o discurso que é produzido pelos pacientes a respeito de si próprios.

Ao mesmo tempo que afirmado, esse princípio é introduzido com certo estranhamento. O estranhamento poderia indicar o fato de o princípio em questão ser enfraquecido no discurso de Clarice. Esse enfraquecimento também decorreria da proposição de um sistema de escuta flexível dos usuários: outros discursos como o da equipe, da família e de qualquer outra pessoa seriam considerados, ainda que diferentes e concorrentes com aquele produzido pelos pacientes. Tais discursos são constituídos, principalmente, mediante a observação da clientela.

A entrevistada propõe em seu discurso explicitar esse sistema de escuta à clientela, quando a referência concorrente visa a corrigir a desconfiança dela com relação ao tratamento. Ou seja, quando a clientela afirma que, no tratamento, querem prejudicá-la, a entrevistada apresenta o discurso que denomina de *realidade*: o do tratamento que *protege* e não *prejudica* ou *persegue*.

Entretanto, quando o discurso da família produzido pela observação da clientela é concorrente com aquele produzido pelo cliente, Clarice afirma ser importante não revelar o sistema de escuta flexível. E, se a clientela tem um discurso denominado de *delírio*, mas que não põe em questão o tratamento, o discurso concorrente denominado de realidade também não é apresentado.

Além de considerados, esses outros discursos podem ser tomados de uma forma que dispensaria aquele enunciado pela clientela como, por exemplo, quando a entrevistada fala do procedimento de alta, que está baseado apenas no discurso resultante da observação da equipe no Hospital-Dia.

Apesar de o princípio acima mencionado ser levado de forma relativa, a entrevistada propõe dar à clientela a impressão de que ele existiria integralmente. E é, assim, que se produz a ocasião para que a clientela acredite que mais ninguém é ouvido além dela, de que Clarice é apenas aliada dela.

Podemos dizer que no discurso da entrevistada há a proposição de considerar prioritariamente a referência da clientela para o seu tratamento, mas a ela é também conferida a condição de se deixar mostrar para ser vista pela equipe e pela família. As referências sobre a clientela, produzidas pela família e pela equipe, parecem ser aquelas cuja legitimidade é inquestionável, enquanto a dos pacientes poderia ser relativizada, ainda que, por princípio, devesse ser a privilegiada.

Marcas da Iatrogenia no Discurso de Profissionais em Hospital-Dia

(psiquiatra Ismael/caso Paulo – HD1)

A – E tendo em vista o caso dele, do Paulo, porque que o senhor julga interessante o tratamento no Hospital-Dia pra ele? B – (...) é necessário, precisamos entrar com uma medicação, uma medicação um pouco mais intensa e evidentemente ele poderia ou não haver efeitos colaterais. Então, ele precisa estar sendo <u>visto</u> e <u>controlado</u> pela enfermagem ou pelo médico o dia todo. (...) Na terapia ocupacional, vai ser possível é ... <u>controlarmos</u> a conduta dele. Né? Para que ele é... até se acostume a seguir limites, né? Limites de conduta e conviver em casa direitinho. (...) A enfermagem visa ... é ... (...) também <u>fiscalizar</u> os horários das refeições, considerando que no Hospital-Dia todos os momentos são terapêuticos, né? Até mesmo o momento de refeição é um momento terapêutico pra que um paciente tanto quanto mais ou menos comprometido não pegue o bife do colega do lado etc. "Sente-se lá. É o horário da refeição." Isso.

Quando solicitado a justificar o tratamento especificamente para Paulo, Ismael fala dos objetivos de algumas atividades do Hospital-Dia como da terapia ocupacional e da enfermagem. Esses objetivos seriam válidos para a clientela em geral e incluiriam o procedimento de observação que estaria associado à produção de *controle/fiscalização de conduta*.

As atividades de enfermagem e de terapia ocupacional teriam justificado o objetivo de controle/fiscalização à medida que estariam, de acordo com Ismael, baseadas num perfil de paciente predefinido pela *ausência de limite* e por *não saber conviver direitinho*.

Dentre outros aspectos recorrentes nessa e outras falas, no atendimento que Ismael dá a Paulo, ele propõe considerar como referência o discurso produzido com a observação que a enfermagem faz dele.

O discurso de Paulo, quando considerado no Hospital-Dia, é tomado como um meio de se proceder à observação já dirigida ao *pensamento* dele para avaliar o nível de patologia. Assim, ainda que o discurso de Paulo seja considerado, ele não sai da condição de ser observado no discurso do entrevistado, porque a referência é aquela resultante da operação de *detecção* e *verificação* avaliativa de um terceiro sobre a sua pessoa.

(psiquiatra Ismael/caso Paulo – HD1)
> *A – (...) quais serão as referências é... que o senhor vai utilizar pro atendimento dele (...)? B – É na conversa com ele pra <u>detectarmos como tá</u> esse pensamento. Na conversa com os familiares pra <u>sabermos como tá</u> a conduta dele em casa. Nas nossas reuniões técnicas para a discussão de casos pra <u>verificar o que</u> os outros técnicos veri..., é <u>viram</u> da conduta dele nos grupos terapêuticos nas atividades de terapia ocupacional, etc. Das <u>observações</u> que a enfermagem faz na hora de tomar a medicação. Outras <u>observações</u> que a enfermagem faz durante o período em que ele está convivendo com os outros pacientes no pátio e etc. Juntamos esses elementos todos para balizarmos a conduta. (...) A – E com o senhor, como vai ser o atendimento dele com o senhor? B – Eu vou fazer a prescrição... ouvir o que a enfermagem <u>diz</u>, né? <u>Sobre ele</u>. Eles ficam <u>observando</u> é... durante as oito horas em que ele permanece aqui. (...) A – Se o senhor pudesse pensar no Paulo tendo alta, em função do que o senhor decidiria isso? B – (...) A equipe não decide logo pela alta, decide pela redução da vinda, decide pela semi-alta. É semi, mas é na realidade, um quinto da alta, né? Então, ele deixa de vir um dia. Aí <u>ouvimos</u> a família, <u>observamos o paciente</u>: "Tá tomando o medicamento? Como tá?" (...) Então, só <u>os pacientes</u> que têm acima de... é... duas semi-altas e que estão exercendo alguma atividade e tal, <u>observada</u> pela equipe, entram na, na pauta da alta, na agenda da alta. (...) A – Por que que é importante fazer gradualmente? B – Para que possa ser <u>observado</u> com mais detalhes, para evitar... é... erros...*

Deixar-se Melhorar

Nesta subcategoria, demonstramos que, a partir do lugar de sujeito-clientela, a possibilidade de melhora atual e a definição de futuro (prognóstico) dos casos considerados são atribuídas no discurso dos entrevistados, em grande parcela, exclusivamente à ação do tratamento.

Com trechos do discurso dos entrevistados, situamos que o lugar de sujeito-clientela instituído para os casos está novamente associado à produção de uma condição que se assemelharia àquela de "objeto" à medida que eles teriam a melhora presente e futura, definidas exclusivamente pela ação do tratamento.

Assim, além da condição marcada por deixar-se aprender a noção de doença e deixar-se observar, ao lugar instituído para os usuários está associada também a condição de deixar-se melhorar. E nos fragmentos de algumas das entrevistas sustentamos essas afirmações.

(psicóloga Janete/caso Daniel – HD2)
A – (...) Se você pudesse pensar nele [Daniel] tendo alta, em função do que você decidiria isso, com quem e por quê? B – (...) Eu acho que ele vai ter alta no momento em que ele, em que <u>a gente conseguir, que</u> ele <u>esteja bem</u> (...). Tiver, <u>a gente tiver conseguido entender</u> um pouco o que que aconteceu com ele, porque que aconteceu com ele, né? (...) E, assim, e que ele possa tá com uma crítica de que ele precisa continuar se tratando, né? A gente espera isso, né? (...) A – O que seria para você um bom prognóstico para ele? B – Ah, seria um quadro reativo. A – Por quê? B – Porque, assim, porque se é um quadro reativo <u>a gente vai</u> trabalhar as causas do que, do que desencadeou este quadro, <u>tentar fazer</u> alguns <u>acertos</u>, algumas modifica... modificações para que ele não volte a ter, né? (...) A gente encaminha pra um acompanhamento. Né? (...) pra que ele não volte a ter crises, né?

No discurso de Janete, a alta de Daniel é definida como produto da ação dos agentes de saúde mental do Hospital-Dia: *se a gente conseguir que ele esteja bem*. Da ação deles dependeria também a possibilidade de um futuro definido como bom prognóstico para Daniel, já que é o Hospital-Dia que fará *acertos* e *modificações* nele para que possa ter seu futuro encaminhado dessa forma. Além disso, haveria a possibilidade de um bom prognóstico: o de Daniel não voltar a ter crises está na dependência da ação de um tratamento futuro. A participação que Daniel tem nesse processo corresponderia àquela de deixar-se intervir pelo tratamento atual e aceitar a continuidade de atendimento, porque este é definido como o agente.

Ao justificar a importância do tratamento da família para a clientela em primeiro surto, Marta atribui em seu discurso o resultado do tratamento – remissão de surto – exclusivamente à ação dos agentes de saúde mental do Hospital-Dia. Eles remitiriam o surto na clientela e fariam também algo em sua família: ...*você remite o surto no paciente e você não faz nada no outro lado da história, que é a família*...

Da mesma forma, quando fala do ideal terapêutico para Bruno, parâmetro para a definição de sua alta, a entrevistada atribui a possibilidade de voltar às *atividades* da *vida dele* à ação do tratamento, como podemos verificar no fragmento transcrito a seguir: ...*a gente vai tá devolvendo o Bruno pra as atividades da vida dele*...

O prognóstico de Bruno parece ter também, na ação do tratamento (psicoterápico), o agente de sua definição, ou seja, a possibilidade de futuro sem outros surtos seria efeito da continuidade de atendimento tanto dele quanto de sua família.

(psicóloga Marta/caso Bruno – HD3)
*A – Por que que é importante tratar da família quando se refere a um caso de primeiro surto? B – (...) não adianta o paciente... você remite o surto no paciente e você não faz nada no outro lado da história, que é a família, né? (...)
A – Se você pudesse pensar no Bruno tendo alta, em função*

> *do que você decidiria isso? B – ... No momento da alta? É...
> é o, é o, é o ideal terapêutico que a gente tem para ele (...)
> Assim, o primeiro passo, <u>a gente</u> <u>vai</u> <u>tá devolvendo</u> o Bruno
> pra as atividades da vida dele (...) <u>tá devolvendo</u> ele para a
> vida dele lá fora (...). Então, <u>se</u> <u>a gente</u> <u>conseguir</u> que essas
> duas pessoas se cuidem [pais do Bruno]. Né? E que o Bruno... né? Fique aqui no hospital e tenha essa melhora e prossiga o tratamento lá fora, pode... assim... o prognóstico dele fechar nessa coisa mesmo: um surto, um episódio, né?*

No discurso de Rosana, por sua vez, o tratamento médico, agente do objetivo terapêutico remissão de sintoma, parece ser reconhecido como o protagonista da execução do objetivo de melhora no tratamento de Bruno, porque assim é proposto para a clientela em geral no Hospital-Dia.

A melhora não parece prescindir apenas da ação da clientela, mas também dos outros profissionais da equipe, porque é o tratamento médico que age. O prognóstico da clientela parece ter também, na ação do tratamento médico, o agente exclusivo de sua melhora, visto que o futuro sem outros surtos é apresentado como condicionado apenas à continuidade de atendimento medicamentoso.

Para a entrevistada, o que não for resultado da ação médica dentro e fora do Hospital-Dia, para a definição de melhora do prognóstico, parece ser produto da ação da *doença* ou do *destino*.

> (psiquiatra Rosana/caso Bruno – HD3)
> *A – Se você pudesse pensar nesta pessoa tendo alta, em função do que você decidiria isso? Com quem? Por quê? B – A alta...com quem? E por quê? Bom, a... a alta em função do quê? Seria em função, para mim, né? Como médica, dos sintomas, em primeiro lugar: se houve remissão dos sintomas, se não houve. Ah... como é que ele tá no grupo, né? Se ele tá realmente, isso já para mim faz parte de, de remissão de sintomas: como é que ele se comporta no grupo. (...) às*

vezes, a gente acha que vale a pena mesmo remitindo clinicamente, ficar algum tempo ainda. Não muito, porque acaba contaminando, acaba não ficando legal aqui no meio de outros pacientes que não tão bem, né? (...) Você... você remite sintomas e, aí, você vai ver como é que ele vai se reintegrar. (...) É uma coisa que eu acho que é conseqüência mesmo da sintomatologia diminuir, né? Então, assim, eu acho que... o relacionamento social dele, imediatamente, melhoraria, né? (...) Porque o resto vai ser conseqüência. Não desmerecendo o trabalho dos outros profissionais, mas é uma coisa que pelo menos eu vejo assim. (...) Então, assim, o que que eu quero (...) Tentar fazer com que ele não tenha mais surtos. Isso melhora o prognóstico dele. Né? Então, assim, a minha parte um pouco e uma parte é do destino. (...) A – Como você faz a sua parte? B – É medicando. Medicando e...e... tentando realmente conseguir uma aderência da família e do paciente, de conscientizá-los de que ele precisa tomar esse remédio direto (...) Se não para a vida toda, num período muito longo, ele vai ter que tomar para não ter novos surtos. (...) A – Se você pudesse pensar nessa pessoa daqui a alguns anos, como você imaginaria que ele estaria? B – (...) Eu acho, assim, você tem que pensar que você vai... tentar fazer com que fique o melhor possível. (...) É um pouco imprevisível isso, porque não... infelizmente não depende só da gente, depende muito de como é a doença ...

(psiquiatra Ismael/caso Paulo – HD1)

A – (...) o que o senhor acha que deve ser privilegiado no atendimento do Paulo? (...) B – Principalmente a, a, a redução dos, dos delírios, dos distúrbios de pensamento. A – Por que esse deve ser o privilégio? B – Porque ele acredita ter um contato especial com, com essa entidade que ele chama, chamaria de entidade maligna, né? E ele acredita piamente nisso. (...) Então, vamos ver se o neuroléptico consegue des-

> *truir isso, além da, da argumentação e do tratamento psicoterápico (...) A – ... Quanto tempo o senhor acha que levará, pra saber o prognóstico do Paulo? B – Eu tenho a impressão que talvez mais umas quatro ou cinco semanas. (...) A – O que que vai indicar pro senhor é ... a possibilidade dessa definição? Qual vai ser o parâmetro? B – A redução da freqüência com que ele se refere aos temas centrais do seu delírio. Isso vai me indicar que o medicamento está fazendo efeito (...) de reduzir esse, esse distúrbio. (...) A – Agora, o que seria um mau prognóstico do caso do Paulo? B – Um mau prognóstico? A dificuldade do medicamento ou dos nossos métodos conseguirem é reduzir esse delírio ...*

Na fala do psiquiatra Ismael, a possibilidade de melhora atual de Paulo – *redução/destruição* de *distúrbio*: *delírio* – tem como agentes o tratamento médico e o psicoterápico, o primeiro por meio de remédio e o segundo pela argumentação.

Da ação produzida por esses tratamentos, dependeria também a definição de um futuro denominado de bom prognóstico para Paulo. Um futuro marcado por um mau prognóstico seria, conseqüentemente, reconhecido pelo entrevistado como produto de uma ação ineficaz desses tratamentos.

Quando solicitada a falar a respeito do que deveria ser privilegiado no atendimento de Paulo, Clarice afirma que o escopo da ação de um Hospital-Dia está limitado ao tempo de permanência da clientela nesse serviço. E, assim como para os outros entrevistados, a melhora no discurso dela parece ser definida como produto exclusivo da ação do tratamento. Caberia a Paulo, assim como à clientela em geral, deixar-se melhorar pela ação do tratamento.

(psicóloga Clarice/caso Paulo – HD1)
> *A – E o que que você vê, como algo que não deveria ser privilegiado no atendimento do Paulo? (...) B – Honesta-*

mente, agora, não. ... É que eu acho que tudo que é dito é importante. É que eu tô entendendo o que você tá falando privilegiado é assim: Isso eu vou trabalhar mais, porque... é até uma questão de tempo e de um Hospital-Dia o que <u>nós vamos poder fazer</u> neste tempo pra <u>melhorá</u>-lo ou não. Né?

Deixar-se Adaptar

Embora o futuro dos casos considerados seja definido como conservação na patologia, quando os entrevistados foram solicitados a imaginar um bom prognóstico, o trabalho e a escola, apareceram como referências comuns utilizadas para defini-lo.

Assim, nessa quarta e última subcategoria, demonstramos que, a partir do lugar de sujeito-clientela, é proposta aos casos uma adaptação social definida pela volta ao trabalho e à escola no discurso dos entrevistados. Essa adaptação parece ser parâmetro do que é bom: melhora/saúde/normalidade.

Nesse sentido, além de se deixar aprender que têm uma doença, se deixar observar e se deixar melhorar, uma condição que se assemelha àquela de "objeto" parece ser mais uma vez editada para os casos. A melhora/saúde/normalidade já são definidas no discurso dos agentes do Hospital-Dia, sem incluir, diretamente nessa definição, o discurso dos casos. A eles caberia se deixarem adaptar por intermédio da escola e do trabalho para se normalizarem. Essa adaptação estaria na dependência quase que exclusiva da continuidade de tratamento.

E, nos trechos abaixo transcritos, demonstramos essas afirmações.

(psiquiatra Ismael/caso Paulo – HD1)
A – E o que seria um bom prognóstico pro Paulo? B – (...) a possibilidade de se fazer, de se tentar uma reinserção ... é ... social no mercado de trabalho. Começando com um trabalho protegido, mas depois <u>entrar</u> mesmo no <u>mercado competitivo</u> de <u>trabalho</u>. (...) A – E por que o, o isso, essas

> *coisas que o senhor falou, o senhor tá identificando como um bom prognóstico? (...) B – Porque, uma das coisas que a <u>psicose</u> mais destrói numa pessoa é a possibilidade de ela conseguir prover os meios da própria subsistência. Isso é uma das coisas mais graves que a psicose tira. Né? De alguém, que ele consiga tá provendo os próprios meios. Se ...é... vemos a possibilidade de a pessoa recuperar essa, essa, essa característica, né? Esse potencial, achamos que é um bom prognóstico.*

A possibilidade de um futuro considerado como de bom prognóstico para Paulo corresponde àquele que é definido dessa forma para a clientela em geral, porque a referência sobre a qual esse (bom prognóstico) é caracterizado baseia-se em um parâmetro comum de normalidade, que é atestado por meio da atividade de trabalho.

Se o trabalho é sinal de normalidade, é porque o grupo-clientela do Hospital-Dia é pressuposto como possuidor de *psicose*, o que parece implicar a dificuldade de trabalhar. O bom prognóstico é, portanto, a possibilidade de a clientela suplantar a dificuldade comum que já lhe é predefinida.

Vejamos em outro fragmento:

(psicóloga Clarice/caso Paulo – HD1)
> *A – O que seria pra você um bom prognóstico pro Paulo?*
> *B – Especificamente com ele, eu acho que o próprio bom prognóstico é... ele não ter mais crise e voltar... a ficar bem, como ele era antes da primeira crise e poder <u>continuar trabalhando</u>, vivendo. (...) fazendo a vida, é aquela coisinha de <u>sempre</u>, né? Ele esteja <u>fazendo</u> a <u>vidinha</u> dele: <u>trabalhando</u>.*

Se o que é sempre esperado como bom para a clientela desse serviço é a possibilidade de trabalhar, esse *bom*, entretanto, é investido também de um certo tom de desvalor. Desvalor que parece estar relacionado ao fato de Clarice esperar como positivo para o futuro da clientela a mesma *coisinha de sempre*: trabalhar.

No discurso de Janete, a atividade de trabalho é sinal indicador de que a clientela em geral está vinculada *lá fora* e em condição de normalidade. Assim ela justifica o tratamento de Daniel no Hospital-Dia.

Janete sustenta um passado normal para Daniel, porque ele já trabalhou. Da mesma forma, o seu desejo de trabalhar, bem como a possibilidade de executar no tratamento atividades relacionadas ao trabalho são considerados parâmetros para definir período breve de tratamento.

Se o trabalho atesta normalidade passada e também possibilidade de melhora rápida presente, é por meio dele, também, que a entrevistada imagina a possibilidade de um futuro reconhecido como bom prognóstico para Daniel.

>(psicóloga Janete/caso Daniel – HD2)
>*A – E como será o atendimento do Daniel, Janete? B – Então, a gente pensou de ele tá vindo pro Hospital-Dia, né? Primeiro assim, porque ele não tá, ele não tá conseguindo mais continuar as atividades dele lá fora, né? Porque é assim, se o paciente não tá bem, mas mini..., minimamente consegue manter um vínculo lá fora, ele não precisaria de Hospital-Dia, ele poderia ir pro Ambulatório. Mas, ele <u>não tá conseguindo manter um vínculo lá fora</u>. Né? Ele não tá conseguindo mais <u>trabalhar</u>. Então, ele vem pra cá pro Hospital-Dia, pra gente ter uma, uma elucidação diagnóstica: o que tá acontecendo com ele, né? (....) A – (...) o que você acha que é prioritário no atendimento dele? B – Então, o que a gente tem feito, a gente tá, tá tentando levantar as causas desta crise (...) A – Por quê? B – Hum? Porque é assim, porque era uma pessoa que levava uma <u>vida</u> <u>supernormal</u>: <u>trabalhava</u>. Ele trabalhava, ele conseguia manter as coisas dele, né? Já faz tempo que ele traba-*

> lha neste trabalho, ele já trabalha há quase dois anos, né? (...) A – Quando você diz em termos de tempo, você tem uma idéia de quanto tempo ele vai ficar [no Hospital-Dia]? B – (...) eu acredito que o Daniel consiga ficar pouco tempo. Né? Mesmo porque assim, ele tá, não tava conseguindo mais trabalhar, né? E, mas ele sente muita _falta_ _do_ _trabalho,_ aqui ele tem feito direito, ele fica fazendo cartazes de oferta, né? Ele fica fazendo os cartazes que ele fazia no supermercado direto. (...) A – Se você pudesse pensar nessa pessoa daqui a alguns anos, como você imaginaria que ela estaria? B – É o que eu falei pra você. Eu acredito que se ele puder continuar quando sair daqui acompanhado, (...) acho que ele pode _voltar_ a _trabalhar_, né?

As repetições no discurso de Rosana atestam o mesmo para Bruno:

> (psiquiatra Rosana/caso Bruno – HD3)
> ...você... quer que o paciente melhore logo assim. Quer dizer, a gente sabe que não vai melhorar logo, mas que melhore. Sabe? (...) Que volte a estudar. (...) que ele consiga voltar a _estudar_, que ele consiga ter vontade, que ele consiga _trabalhar_. Entendeu? (...) Mas, assim, é de tentar ver que ele tenha um _funcionamento_ aí _mais_ _próximo_ _do_ _normal_, que ele fique integrado, que ele não vire uma coisinha ali.

As atividades de trabalho e de escola são, portanto, os meios para Rosana falar da possibilidade de um funcionamento mais próximo do normal para Bruno, ou seja, de um futuro em que ele não vire apenas uma _coisinha_.

Sandra, por outro lado, é direta no que diz para Daniel: o trabalho como atividade no "antes", volta a acontecer no "depois" do tratamento. É o bom prognóstico.

(psiquiatra Sandra/caso Daniel – HD2)
A – Se você pudesse pensar nessa pessoa daqui a alguns anos, como você a imaginaria? B – (...) Ele pode, ele vai <u>voltar</u> a <u>trabalhar</u>, mas é uma pessoa que vai precisar... de um acompanhamento, né?

Posto isso, encerramos a demonstração da análise que realizamos a respeito do discurso dos entrevistados, psicólogos e psiquiatras, para que, no próximo capítulo, possamos discuti-la considerando algumas das referências teóricas apresentadas nos capítulos anteriores, principalmente, aquelas relacionadas aos estudos a respeito da iatrogenia.

6. As Marcas da Iatrogenia no Discurso dos Agentes de Saúde Mental de Hospital-Dia

> ...*pode-se duvidar de que (...) a simples lembrança, por solene que seja, do ideal igualitário, mesmo acompanhada de uma crítica científica dos preconceitos (...) seja suficientemente eficaz. Seria útil impedir o deslizamento do princípio moral da igualdade dos homens para a noção de identidade dos homens. A igualdade pode, com certeza, nos dias de hoje, ser aliada ao reconhecimento de diferenças, com a condição de que essas diferenças sejam moralmente neutras. É preciso fornecer às pessoas meios de pensar a diferença.*
> (Dumont, 1997, p. 315).

Como afirmamos no início do capítulo anterior, do grande número de focos possíveis para a análise do discurso, empregamos aquele que se dedicou a investigar no discurso dos agentes de saúde mental, psicólogo e psiquiatra, *o lugar* instituído para os casos de primeira internação num início de relação terapêutica no Hospital-Dia.

O percurso seguido permitiu-nos verificar que as diferenças identificadas entre as entrevistas não foram em quantidade e magnitude significativamente suficientes para romperem com as regularidades existentes. Todavia, não observamos que a formação, em psicologia ou em psiquiatria, ou as diversas procedências de Hospital-Dia (Hospital-Dia 1, Hospital-Dia 2 e Hospital-Dia 3) tenham sido diferenciais relevantes. Não pudemos identificar diferenças entre o discurso produzido por profissionais do sexo masculino e o discurso produzido por profissionais do sexo feminino, pois com exceção do psiquiatra do Hospital-Dia 1, todos os demais agentes de saúde mental considerados foram mulheres[38].

Assim, com o foco de análise adotado, pudemos identificar a produção de um lugar semelhante para os casos considerados no discurso dos seis entrevistados, psicólogos e psiquiatras, porque foi instituído, principalmente, a partir da existência de recorrências entre as seis entrevistas. Dedicamos a demonstração da análise às recorrências observadas nas seis entrevistas estudadas.

Acreditamos ser importante afirmar que tanto a demonstração quanto o resultado da análise estiveram marcados por limites. Deixamos de abordar focos possíveis de análise disponibilizados no discurso dos agentes de saúde mental, porque nos mantivemos naquele proposto para a leitura das entrevistas. Os limites da análise, entretanto, não estiveram relacionados apenas ao foco empregado, mas também à forma como tomamos o discurso dos entrevistados (o tamanho da amostra, o roteiro empregado e o estilo do pesquisador) e o momento em que realizamos as entrevistas (o início da relação terapêutica entre o agente de saúde mental entrevistado e o caso por ele considerado). No entanto, parece-nos que foi justamente a circunscrição de alguns limites que tornou possível chegarmos a um produto de análise sustentável. A discussão que fazemos no presente capítulo está, portanto, circunscrita ao foco de análise adotado, bem como à forma e ao momento considerados para tomarmos o discurso dos entrevistados.

Essa discussão não aspira à generalização, isto é, não pretende atingir um alcance que inclua, como um todo, os serviços de Hospital-Dia estudados ou a totalidade desse tipo de serviço na assistência à saúde mental. As considerações possíveis neste capítulo estão, assim, restritas ao âmbito do exemplar, ou seja, limitam-se ao âmbito do discurso dos seis agentes de saúde mental, psicólogo e psiquiatra,

---

[38] A obtenção de material discursivo produzido por agentes de saúde mental do sexo feminino foi fortuita. Entretanto, encontramos, nos serviços pesquisados, mais profissionais da psicologia e da psiquiatria do sexo feminino do que do sexo masculino.

a respeito de três casos concretos atendidos em três Hospitais-Dia, num início de relação terapêutica.

Após termos feito esses esclarecimentos iniciais, podemos afirmar que, com a análise do discurso dos entrevistados, constatamos que o movimento das representações – a articulação, a combinação e a anulação entre elas – instituiu para os casos o lugar de *sujeito-clientela*. Em outros termos, um lugar a partir do qual foram tomados prioritariamente como *representantes de uma predefinida clientela para o Hospital-Dia*, ou seja, de um *grupo-clientela definidor do Hospital-Dia como prática em saúde mental*.

Para parte dos entrevistados, essa clientela foi apresentada no discurso a partir de termos como: paciente, psicótico, esquizofrênico, entre outros. Enquanto para uma menor parte deles, essa clientela foi introduzida por meio de pronomes pessoais como: eles, ele ou ainda de uma forma apenas implícita. Alguns entrevistados, contudo, não se referiram a essa clientela para falarem a respeito dos casos, mas apenas a um subgrupo dela. A idade dos atendidos, neste caso, foi um fator importante para a sua formulação. Tomemos como exemplo o discurso de Marta e de Rosana que, considerando o fator idade, estabeleceram um subgrupo da clientela do Hospital-Dia, do qual Bruno seria supostamente representante: o dos pacientes com propensão ao diagnóstico de esquizofrenia.

De qualquer forma, todos os entrevistados se referiram aos atendidos considerados, a partir do lugar de representantes de um grupo-clientela previamente marcado, implícita ou explicitamente, pela ordem da patologia: pela existência de doença e/ou pela condição de ser psicótico. O sintoma foi o principal aspecto considerado pelos entrevistados nos casos para aproximá-los da ordem da patologia, sendo, até mesmo, pressuposto quando não assumido por esses usuários.

Nesse sentido, por intermédio desse lugar, pôde ser produzida uma série de contingências no discurso dos entrevistados que tornaram algumas antecipações praticamente inevitáveis para os casos. Os entrevistados puderam antecipar para esses usuários a circunscrição de um presente e de um futuro marcados por uma ordem de sentido contida no grupo-clientela predefinido para o Hospital-Dia: *a ordem da doença mental*. Em outras palavras, aos casos foi favorecida a afirmação de *existência de doença, da tendência de conservação na patologia* e da *condição de "objeto" diante do tratamento*.

Além da existência de doença, foi dada aos usuários a antecipação que lhes firmou a tendência de conservação na patologia. Essa antecipação foi produzida à medida que a doença em questão foi circunscrita como crônica ou como esquizofrenia. Outros entrevistados, por seu turno, introduziram a antecipação de conservação na doença, sem lançar mão da noção de doença mental crônica ou do diagnóstico de esquizofrenia, mas por meio de qualidades pessoais identificadas nos casos.

Com o lugar que favoreceu a possibilidade de os casos serem introduzidos na antecipação de existência de doença, e naquela que a qualificou pela tendência de se conservar, foram produzidas outras antecipações para eles, também relacionadas ao grupo-clientela de Hospital-Dia, formulado no discurso dos entrevistados. Essas antecipações instituíram ao tratamento, à família e à doença a condição de agentes, restando a esses usuários uma condição semelhante àquela de "objeto", ou seja, uma condição de se deixar intervir: aprender, observar, melhorar e adaptar. Queremos dizer com isso que da ação da doença, da família e do tratamento, no presente e no futuro, pareceu depender fundamentalmente a vida dos casos no discurso dos entrevistados.

A aprendizagem proposta como objetivo no atendimento desses casos foi aquela em que lhes coube aceitar a proposição de existência de doença para definirem a situação que estaria ocorrendo com eles. Essa aprendizagem traria como corolário a possibilidade de esses casos valorizarem o tratamento e aceitarem sua continuidade.

Observamos que alguns entrevistados propuseram o desenvolvimento da referida aprendizagem, mas sem que essa implicasse a constatação da condição de doente a fim de que não houvesse nesses casos o risco de produzirem o estigma de doente mental/louco. É interessante observar que os entrevistados propõem aos usuários a noção de doença, ao mesmo tempo que gostariam que eles não se identificassem como doentes.

Ainda que alguns entrevistados tenham proposto considerar o discurso dos atendidos, pareceu ser unânime o fato de ele ser secundarizado quando comparado àquele da família e/ou ao dos agentes de saúde mental. Além disso, as melhoras presente e futura foram circunscritas para os casos, principalmente, como efeito das ações do tratamento e da família. A ação que nesse sentido foi atribuída aos pacientes correspondeu àquela de aceitar prosseguir o tratamento.

A adaptação por intermédio do trabalho e da escola foi o parâmetro para os entrevistados imaginarem um bom prognóstico para os casos. Embora os usuários considerados tenham sido introduzidos na tendência de se conservarem na doença, deles não foi retirada a necessidade de aceitarem a adaptação por intermédio dessas atividades. A normalidade, a melhora e a saúde pareceram ser delimitadas mediante essa adaptação.

Como decorrência, o discurso dos entrevistados definitivamente "capturou" os casos como usuários de serviços de saúde mental. Esses clientes deveriam permanecer no tratamento não apenas pela tendência de conservação na patologia, mas também para que pudessem se adaptar, se aproximar da normalidade, da saúde e da melhora. Para remediar a doença ou para promover saúde (adaptação via trabalho e escola), o tratamento se tornou, no discurso dos entrevistados, contingência justificada por tempo indeterminado para esses pacientes.

Os entrevistados consideraram – entre outras características específicas dos clientes – idade, naturalidade, estado civil, dinâmica familiar, profissão, história pessoal, personalidade e qualidades pessoais. Contudo, com o lugar que lhes foi instituído, essas características foram oportunidade de aproximá-los do grupo-clientela do Hospital-Dia à medida que, na maior parte das vezes, serviram para introduzir ou para sustentar as antecipações supracitadas. Baseados nisso, podemos dizer que aos clientes foi instituído um lugar em que os aspectos relacionados à sua *diferença* e à possibilidade de sua *ação* foram pouco sustentados no discurso dos entrevistados.

Longe estamos de afirmar que o discurso dos entrevistados a respeito dos casos foi produto exclusivo do fato de a eles ser atribuído o lugar acima mencionado. Mas afirmamos, sim, que esse lugar foi aspecto importante para favorecer o discurso no qual eles foram introduzidos nas antecipações relacionadas a uma ordem préformatada de doença mental.

A importância desse lugar, inclusive, pôde ficar nítida pelo fato de termos escolhido para o discurso dos entrevistados clientes de primeira internação, aqueles sem histórico de doença mental e de internação psiquiátrico anteriores. Ao escolhermos esses casos, ficou claro na análise que parte do discurso dos entrevistados já não estava mais apenas baseada neles, mas fundamentalmente num conjunto de antecipações relacionadas a uma predefinida clientela de Hospital-Dia. No entanto, a importância desse lugar foi em grande parte "despistada" no discurso dos entrevistados, como pudemos observar na análise no momento em que introduziram a ordem da patologia como verdade específica ou qualidade própria, detectável na história, na pessoa ou na família dos pacientes.

Com o método empregado no estudo, pudemos investigar o plano de relações sociais restrito ao discurso, isto é, o lugar instituído à clientela no discurso dos agentes de saúde mental. Assim, demos visibilidade a facetas da *matriz de constituição subjetiva*[39] que pôde ser instituída para os casos no discurso dos agentes de saúde mental dos Hospitais-Dia estudados.

A antecipação de existência de doença, de doença com tendência a se conservar e da condição de "objeto" no processo de tratamento foram alguns dos contornos que caracterizaram, até onde pudemos analisar, a matriz de constituição subjetiva instituída para os casos no discurso dos entrevistados. Não queremos dizer com isso que os contornos acima mencionados representam a totalidade da matriz de constituição subjetiva dos casos que foi estabelecida no discurso dos entrevistados. Não consideramos também que o discur-

---

[39] Afirmamos no quarto capítulo que a ordem de lugares instituída no discurso é teorizada por Guirado (1986, 1987, 1995, 2000) como importante matriz de constituição subjetiva.

so dos psiquiatras e o dos psicólogos correspondam à totalidade da citada matriz, mas apenas uma parte dela, apesar de importante.

Após essas considerações, no formato de uma reflexão teórica e restrita ao campo hipotético que leva em consideração os limites apontados no início deste capítulo, queremos utilizar alguns dos autores, mencionados anteriormente, como referência para discutir os resultados da análise do discurso dos entrevistados. Vale dizer que não pretendemos reduzir as possibilidades de sentido no discurso analisado, mas apenas propiciar a sua interlocução com algumas das referências teóricas adotadas, para irmos além das conclusões a que chegamos com a análise do material empírico.

Como apresentamos no terceiro capítulo, Priebe & Gruyters (1993) sugeriram que a "aliança de ajuda" caracterizaria uma certa qualidade de relação terapêutica que estaria associada à obtenção de melhores resultados no tratamento (menor tempo de hospitalização) em serviços comunitários de saúde mental, como os de Hospital-Dia. Dentre outras características, de acordo com esses autores (1994), na qualidade de relação em questão, a clientela estaria confiante e motivada pelo tratamento, enquanto o agente de saúde mental estaria disposto a investir no atendimento com a expectativa de que esse possa trazer efeitos positivos.

Em outro estudo realizado em Hospital-Dia, esses pesquisadores (1994) demonstraram a existência de relação entre o fator "avaliação inicial positiva do agente de saúde mental e da clientela a respeito da possibilidade de aproveitamento do tratamento" com o resultado do atendimento, no que se refere ao aspecto sintomatológico. Eles (1994) sugeriram que as avaliações iniciais positivas do agente de saúde mental e da clientela poderiam ser um importante indicador da existência da qualidade de relação terapêutica denominada de "aliança de ajuda".

Na análise de discurso apresentada no capítulo anterior, demonstramos que os entrevistados não apenas deixaram de sustentar uma avaliação inicial positiva a respeito dos casos, como também produziram outra com tendência pessimista. Com isso, apesar de ser reconhecido como impreterivelmente necessário, o tratamento já foi principalmente circunscrito a um objetivo paliativo. Assim, se Priebe & Gruyters (1994) estiverem certos, podemos supor que para os usuários considerados no discurso dos entrevistados haveria significativa falta de um importante fator associado com o que definiram como "aliança de ajuda".

No discurso de Marta e de Rosana, há a sugestão de que a iatrogenia é uma ocorrência possível no tratamento oferecido no Hospital-Dia, na medida em que propuseram abreviar o tratamento de Bruno para não haver "contágio" com a clientela "psicótica" de longa data/com aquela que ainda não estaria bem nesse serviço. Em certa medida, pareceu-nos que essas entrevistadas podem ter sido leitoras de alguns dos autores que desenvolveram estudos a respeito da iatrogenia, mencionados no segundo capítulo. Principalmente daqueles que destacaram o fator "tempo de hospitalização" para circunscrever a hipótese de iatrogenia. Isso não é de todo impossível, pois há uma recorrente crítica às hospitalizações na maioria dos discursos dos profissionais. A iatrogenia está associada fundamentalmente ao fator "tempo de hospitalização" em razão de sua exposição à clientela de longa data psicótica.

Embora sem fazer referência à possibilidade de iatrogenia, ao considerarem o período preconizado de internação em Hospital-Dia, identificamos no discurso de alguns entrevistados – como Marta, Rosana e Janete – a delimitação de um tempo para o tratamento nesse serviço, já desde o início do atendimento dos pacientes. Essa delimitação de tempo de tratamento, de acordo com Valette *et al.* (1986), como afirmamos no segundo capítulo, seria um fator importante para não se favorecer a iatrogenia, entendida como produção de dependência negativa da clientela com relação ao serviço de Hospital-Dia.

No discurso dos seis entrevistados, pudemos analisar algumas *marcas* que foram associadas à *iatrogenia* tal como considerada por Jimenez (1988), por Wintersteen & Rapp (1986), por Goffman (1961) e, também, por Perdinielli & Bertagne (1988). Essas *marcas* fazem alusão aos *fatores* do funcionamento de serviço de saúde mental que foram associados, por esses autores, à produção de iatrogenia. Não consideramos nem avaliamos diretamente esses fatores no funcionamento propriamente dito dos serviços de Hospital-Dia estudados, mas apenas indiretamente, mediante sua presença (marca) no discurso dos entrevistados.

Embora os entrevistados não tenham reconhecido essas marcas de seu discurso como associadas a fatores de iatrogenia, pudemos assim considerá-las ao levarmos em conta as proposições de Jimenez (1988), Wintersteen & Rapp (1986), Goffman (1961) e Perdinielli & Bertagne (1988). Tais marcas não estiveram relacionadas ao fator tempo contido na hipótese de iatrogenia sugerida no discurso de Marta e de Rosana, e sim, associadas a outros fatores apontados por esses autores. Desde já, vale dizer que não tivemos como comprovar as possibilidades de iatrogenia nos serviços de Hospital-Dia estudados, porque este não foi o nosso objetivo, porém, considerando as marcas analisadas no discurso dos entrevistados, levantamos algumas hipóteses nesse sentido.

Como mencionamos no segundo capítulo, Jimenez (1988) e Wintersteen & Rapp (1986) desenvolveram uma hipótese que localiza a iatrogenia no âmbito discursivo dos agentes de saúde mental. Esses autores (1986, 1988) circunscreveram a perspectiva de cronicidade, contida na noção de doença do discurso dos agentes de saúde mental, como fator de produção de iatrogenia na clientela.

O lugar que foi instituído para os clientes no discurso dos entrevistados possibilitou a antecipação de conservação na doença. Considerando essa antecipação, uma perspectiva de cronicidade semelhante àquela associada à iatrogenia por Jimenez (1988) e Wintersteen & Rapp (1986) pareceu estar contida no discurso dos entrevistados a respeito dos casos. Os entrevistados não utilizaram especificamente a noção de paciente adulto jovem crônico (YACP), que é associada por Wintersteen & Rapp (1986) à possibilidade de produção de iatrogenia. A perspectiva de conservação na doença especificada nessa noção, no entanto, esteve presente naquela empregada para os pacientes. Identificamos, assim, no discurso dos entrevistados uma marca que faz alusão ao fator associado por esses autores (1986, 1988) à iatrogenia que, por hipótese, favoreceria aos casos a (re)produção da perspectiva de cronicidade que durante o tratamento foram (in)vestidos para serem definidos.

Não apenas Jimenez (1988) e Wintersteen & Rapp (1986), como expusemos acima, mas também Goffman (1961) pode ser considerado para dialogar com o material analisado.

Entendemos que a hipótese de iatrogenia que permeia a obra de Goffman (1961) é complexa e multifacetada, por ser composta de vários fatores iatrogênicos presentes no serviço de saúde mental de tipo hospitalização integral característico da época em que fez seu estudo tais como: perda de contato com o mundo externo, ócio forçado, atitude autoritária de médicos e de pessoal de enfermagem, perda de referências íntimas, perda de perspectiva fora da instituição, entre outros.

Apesar das diferenças históricas e técnicas – que não são poucas – entre os serviços de Hospital-Dia estudados e aquele de tipo hospitalização integral investigado por Goffman (1961), foi possível identificar, no discurso dos entrevistados, uma marca relacionada ao fator iatrogênico "interpretação psiquiátrica a respeito da clientela", considerado por esse autor como próprio ao funcionamento de uma instituição total.

De acordo com Goffman (1961), o fator em questão não diria respeito simplesmente à interpretação psiquiátrica propriamente dita, mas a um modo específico de procedê-la. Essa interpretação consiste basicamente na percepção da clientela pelo agente de saúde mental à luz de uma suposta natureza que lhe era definida *a priori*, fundamentalmente, a partir da noção de doença mental, descrita e conhecida em uma nosografia[40]. O passado e o caráter da clientela, desse modo, passavam a ser definidos por intermédio da suposta natureza universal, ganhando força de verdade, enquanto era relativizada a versão particular que a clientela desenvolvia a respeito de si própria.

---

[40] Como afirmamos no segundo capítulo, para Goffman (1961), a suposição de uma natureza universal para a clientela não é um fator próprio às instituições psiquiátricas, mas sim às instituições totais.

Marcas da Iatrogenia no Discurso de Profissionais em Hospital-Dia

Esse autor afirmou que, no tratamento estudado, era proposta ao internado a aprendizagem da noção de doença. Esse processo pedagógico serviria para a clientela circunscrever o que estaria ocorrendo consigo própria mediante a referência patologia, deixando em segundo plano ou simplesmente desconsiderando a versão original que ela traria a seu respeito.

A aprendizagem em questão também visaria na clientela à produção do que Goffman afirmou como "...um desejo sinceramente apresentado de passar por uma mudança do eu através de tratamento psiquiátrico". (1961, pp. 297, 298). Em outros termos, a clientela não apenas aprenderia a definir o que estaria ocorrendo com ela na ordem da patologia, mas também a aceitar o tratamento e, em decorrência disso, deixar-se intervir por ele.

Além disso, a suposição de natureza em questão contida no processo de interpretação a que Goffman (1961) se referiu era, segundo ele, tomada como principal referência para a organização do tratamento, gerando uma rotina de atendimento automatizada, marcada pela repetição à qual a clientela devia se adaptar.

Com essa suposição, que sustentava o procedimento de interpretação, bem como a rotina automatizada de tratamento, de acordo com Goffman (1961), à clientela era favorecida a condição de "objeto" no processo terapêutico. Ou melhor, "objeto" a receber e a aceitar tradução e modificação, segundo parâmetros e ações de terceiros que não incluíam de forma satisfatória a clientela como referência.

Como dissemos alhures, ao serem tomados do lugar de representantes de um grupo-clientela do Hospital-Dia, aos casos considerados no discurso dos agentes de saúde mental foi favorecida a antecipação de existência de doença mental e aquela que qualificou a doença pela possibilidade de se conservar. Identificamos também, nesse discurso, o objetivo de os casos aprenderem a noção de doença. Essa aprendizagem conteria também a possibilidade de os usuários aceitarem o tratamento presente e futuro.

A antecipação de existência de doença e aquela que a qualificou pela tendência de se conservar foram as principais referências para os entrevistados justificarem a organização do atendimento dos casos como "grade de atividades", isto é, como repetição de atividades pré-programadas. Essa organização pareceu valorizar as atividades em si, bem como sua repetição, restando aos casos fundamentalmente a necessidade de nelas se "encaixarem". Esse termo foi, inclusive, empregado no discurso de parte dos agentes de saúde mental entrevistados.

Dessa maneira, a adaptação dos casos à instituição foi uma contingência freqüente, já que a proposição contrária praticamente não foi observada no discurso dos entrevistados. A proposição de tratamento como "grade de atividade" no discurso dos entrevistados pareceu ser oposta àquela mencionada por Wintersteen & Rapp (1986), em que o cliente, considerado em sua singularidade, é a referência principal, desde o início, para a elaboração de um projeto de tratamento.

O lugar instituído no discurso dos entrevistados, permitiu conferir aos pacientes uma condição semelhante àquela de "objeto" discutida por Goffman (1961). Os clientes foram introduzidos na condição de objeto de intervenção – a ser ensinado, a ser observado, a ser melhorado e a ser adaptado –, como demonstramos no grupo de subcategorias da categoria "deixar-se intervir".

Considerando o exposto, pensamos que as antecipações produzidas para os casos no discurso dos entrevistados, psicólogos e psiquiatras, assemelharam-se à suposição de uma natureza universal para a clientela, que estaria contida no fator "interpretação psiquiátrica" proposto por Goffman (1961) e associado à iatrogenia. Constatamos, assim, no discurso dos entrevistados uma marca que parece estar relacionada à produção de iatrogenia, segundo esse autor.

Para Goffman (1961), a iatrogenia decorreria do fato de esse fator favorecer a produção de mudanças de ordem moral na identidade (que ele definiu como "eu") da clientela. Ela poderia desenvolver imagens para o auto e hetero-julgamento, que estariam relacionadas à suposição de natureza universal definida com referência à patologia.

Se seguirmos as proposições de Goffman (1961), podemos pensar, por hipótese, que a produção de imagens relacionadas à condição de doente mental crônico para o auto e o hetero-julgamento poderia ser favorecida nesses casos. Em outros termos, imagens relacionadas à incapacitação progressiva, à situação de vítima, mas, acima de tudo, imagens que situariam os casos na condição de "objeto" da ação da doença, do tratamento e da família.

Segundo esse autor (1961), a mudança moral propiciaria o desenvolvimento de uma "atitude não-moral com relação aos ideais do ego", o que nos permite pensar que aos usuários considerados no discurso dos entrevistados poderia ser facilitada a produção de um estado de indiferença para com o futuro fora do serviço de saúde mental, para consigo próprios ou com relação ao outro. Com esse estado de indiferença, os casos desenvolveriam não apenas uma perda de interesse pela vida fora da realidade do tratamento, mas também uma adaptação excessiva ao serviço de saúde mental ou ao padrão de deixar-se ver a doença e de deixar-se intervir que este lhe propôs.

Aos clientes considerados, assim, poderia ser precipitado o que Goffman (1961) circunscreveu como o produto final da iatrogenia: a "carreira moral do doente mental", isto é, uma vida não apenas marcada, mas também formatada pela contingência de ser usuário de serviço de saúde mental ou de habitar os espaços assim reconhecidos.

Além de Wintersteen & Rapp (1986), Jimenez (1988) e Goffman (1961), podemos considerar Perdinielli & Bertagne (1988) para refletirmos a respeito do discurso analisado dos agentes de saúde mental.

Perdinielli & Bertagne (1988) cogitaram a relação da clientela com o agente de saúde mental como um aspecto que poderia diminuir a possibilidade de iatrogenia. De um lado, para eles, o agente de saúde mental propiciaria esse efeito à medida que reconhecesse a conservação da clientela na patologia como curso natural inevitável, sobre o qual poderia apenas ocupar posição de testemunha. De outro, sugeriram que o agente de saúde mental não o propiciaria ao se colocar à disposição para identificar e sustentar a possibilidade de diferença no paciente.

Baseados nesses autores (1988), pensamos que, à medida que os agentes de saúde mental entrevistados reconheceram a conservação dos casos na patologia como uma tendência, haveria, por hipótese, a probabilidade de lhes ser produzida a iatrogenia. Esse processo, segundo esses autores (1988), corresponderia à produção de dependência da clientela para com os serviços de saúde mental.

Observamos no discurso dos entrevistados que a assistência à saúde mental foi proposta por meio de diferentes serviços que atenderiam níveis variados de intensidade de tratamento. Assim, a antecipação de continuidade de tratamento para os casos em outro serviço de intensidade menor de atendimento do que o oferecido no Hospital-Dia – como o Ambulatório – pareceu ser parte dessa organização assistencial.

A limitação do tempo de tratamento no Hospital-Dia foi importante aspecto considerado pelos entrevistados para viabilizarem a continuidade de atendimento dos casos em outro serviço. Os objetivos remissão de crise/surto propostos para o tratamento deles no Hospital-Dia, em grande parcela, foram condicionados por esse fator. A função atribuída ao Hospital-Dia, bem como a suposição de continuidade de atendimento para o tratamento completo, instituídas no discurso dos entrevistados, estiveram de acordo com a Portaria 224 e com o seu comentador Zusman (1995).

A supracitada limitação de tempo, relacionada à necessidade de encaminhamento, não se colocou como fator que influenciasse apenas a definição dos objetivos do tratamento, mas também se incluiu na definição do formato de atendimento proposto como "grade de atividades" no discurso de grande parte dos entrevistados. A organização de tratamento como "grade de atividade" pareceu deixar pouco espaço para fatores como a singularidade e a vinculação terapêutica, o que, no nosso entender, poderia comprometer a possibilidade de o atendimento ser realizado dentro de um período de tempo predeterminado e, em decorrência disso, pôr em risco a continuidade da assistência em outro serviço.

Apesar da antecipação da continuidade de tratamento ambulatorial ter sido produzida no discurso de todos os entrevistados, para alguns deles, o Ambulatório não foi reconhecido como um serviço que dispõe de recursos para o atendimento adequado dos pacientes. Marta, psicóloga do Hospital-Dia 3, afirmou que o Ambulatório não teria condições de oferecer os recursos necessários para o atendimento de Bruno, ou seja, psicoterapia e consulta médica de boa qualidade. E, segundo Janete, psicóloga do Hospital-Dia 2, esse serviço não ofereceria exatamente o que seria indicado para Daniel, isto é, psicoterapia individual, já que a continuidade ambulatorial de tratamento se daria a partir do que seria mais fácil ser conseguido e não a partir do que a ela pareceu mais indicado.

Dessa forma, em dois dos três serviços diários estudados, um dos agentes entrevistados levantou a questão da impossibilidade de a continuidade de tratamento para os pacientes no Ambulatório ser aquela que complementaria adequadamente a intensidade de atendimento oferecida no Hospital-Dia.

Baseados no discurso de alguns entrevistados, cogitamos que o Ambulatório não pareceu ser reconhecido como serviço dotado de recursos necessários para cumprir com a continuidade de tratamento dos casos, justificada de antemão numa organização de assistência dividida em serviços de diferentes intensidades de atendimento. Apesar dessa constatação, esses entrevistados mantiveram em seus discursos a proposição de continuidade de tratamento no Ambulatório.

De acordo com Perdinielli & Bertagne, a assistência à saúde mental realizada por meio de diferentes serviços extra-hospitalares que se pretendem alternativos àquele de hospitalização integral, que não cumprem o que os justificaria, promoveria a "...'circulação' (...), porém esta não tem nada de estruturadora..." (1988, p. 12). Para os autores, uma rede assistencial de serviços alternativos poderia possibilitar à clientela um tipo de iatrogenia que "...se apóia sobre uma fragmentação 'capilar' enquanto a 'cronicidade clássica' se apoiava sobre uma sedimentação unívoca". (id., p. 13).

A criação de uma rede de serviços em saúde mental pode ser uma tentativa de evitar a iatrogenia decorrente da longa permanência da clientela num único estabelecimento como o Hospital-Dia. Essa parece ser uma justificativa técnica, apresentada no discurso de parte dos entrevistados, para o encaminhado dos casos para o Ambulatório. No entanto, esse encaminhamento pode gerar um outro tipo de iatrogenia, isto é, aquela que não é produzida pela precipitação em um único serviço, mas sim pela circulação da clientela entre serviços, como o Ambulatório, que não são reconhecidos por alguns entrevistados como adequados. O esquema de encaminhamentos não gera uma circulação e descontinuidade produtiva, porque não responderia às necessidades da clientela.

Considerando o exposto, podemos dizer que identificamos no discurso dos entrevistados marcas relacionadas aos fatores iatrogênicos propostos por Goffman (1961), Jimenez (1988), Perdinielli & Bertagne (1988) e Wintersteen & Rapp (1986). Explicando melhor, *marcas que, por hipótese, poderiam estar associadas à contingência de favorecer a conservação dos casos numa condição que esses autores não reconheceram como saudável, mas sim como patológica e naquela de serem usuários de serviços de saúde mental*[41].

Se levarmos em conta os autores supracitados, é possível cogitar que a referida condição patológica – produzida pela iatrogenia – poderia corresponder ao agravamento da patologia "primária" (Jimenez, 1988; Wintersteen & Rapp, 1986), ou seja, da condição que justificou o início do atendimento, ou ao desenvolvimento de patologia "secundária", como a dependência do tratamento (Perdinielli & Bertagne, 1988) ou a mudança moral na identidade que foi discutida acima (Goffman, 1961).

Desta feita, pensamos que o discurso a respeito dos casos não os introduziu apenas numa organização de assistência à saúde mental marcada pela antecipação de continuidade de tratamento, mas também, por hipótese, na contingência de realizá-la e de perpetuá-la. E, como já demonstramos, o lugar instituído para esses pacientes foi um fator que permitiu tal contingência ao favorecer a produção

---

[41] Vale esclarecer que não partimos do pressuposto de que os usuários considerados sejam passivos objetos do discurso dos agentes de saúde mental entrevistados. Acreditamos que eles possam complementá-lo e/ou subvertê-lo. Contudo, essa dimensão da ação dos usuários não foi incluída na discussão porque nos limitamos ao foco escolhido: análise do lugar instituído aos clientes no discurso dos agentes de saúde mental.

de marcas associadas à iatrogenia, isto é, a produção de patologia que justificaria a manutenção do atendimento em saúde mental, como afirmamos acima.

Além disso, o referido lugar pode também favorecer a contingência de perpetuar a continuidade de tratamento dos casos, porque por seu intermédio legitima-se uma assistência insuficiente. Ao anteciparem uma inevitável tendência de a clientela permanecer na patologia, a adequação do serviço – como o Ambulatório – parece tornar-se secundária no discurso dos entrevistados. Explicando melhor, a inadequação do atendimento ambulatorial não impede que o encaminhamento seja questionado no discurso dos entrevistados, quando esses profissionais já desenvolvem para os clientes o pressuposto de conservação na patologia, ou seja, localizam a insuficiência no paciente.

Embora no discurso dos entrevistados, as insuficiências dos Hospitais-Dia não tenham aparecido como àquelas relacionadas ao Ambulatório, o referido tipo de pressuposto poderia também se prestar a legitimar as insuficiências do primeiro serviço e não apenas do segundo. Talvez, as insuficiências dos estabelecimentos diários investigados não tenham aparecido por causa da presença dessa pressuposição.

É possível pensar que, com a possibilidade de legitimar uma assistência que poderia ser promotora de iatrogenia, o lugar instituído para esses usuários propiciaria também, em certo nível, a limitação da amplitude de sua circulação social. Teríamos, então, um processo que se assemelharia àquele reconhecido como exclusão social da loucura. No entanto, tratar-se-ia de uma exclusão social diferente daquela a que Foucault (1968, 1972) se referiu com o termo em questão para o início do século XIX[42], porque não ocorreria com a sedimentação num único serviço e de tipo asilar, mas sim mediante a possibilidade de circulação entre serviços comunitários.

Nesse sentido, o lugar instituído para os casos no discurso dos entrevistados parece propiciar a manutenção da função social que

---

[42] Além de todas as diferenças históricas existentes entre essa época e o contexto atual, não podemos desconsiderar a nova configuração do campo de atenção à saúde mental que foi produzida com serviços como o Hospital-Dia.

Goffman (1961) identificou nos serviços psiquiátricos: a de *controlar e de normalizar o desvio que a clientela, reconhecida como doente mental, pode representar no contexto social. O controle e a normalização do doente mental não encontrariam sua eficácia apenas na organização dos serviços de saúde mental, mas fundamentalmente no discurso* que, não restrito às fronteiras materiais desses estabelecimentos, poderia continuar a se fazer valer ainda que mediante estabelecimentos da saúde que permitissem a circulação social do doente mental.

Posto isso, podemos sugerir que o lugar instituído para os casos no discurso dos entrevistados permitiu-lhes, desde o início, legitimar não apenas a antecipação da continuidade de assistência à saúde mental, mas também criar as condições para justificá-la ao estar relacionado à manutenção desses pacientes na qualidade de usuários.

7. Para finalizar: a Psicologia Institucional e a Hipótese de Iatrogenia

> *Seria preciso então deixar de representar monotamente sempre a mesma pecinha hospitalar e edipiana, abrir portas e janelas, mudar de teatro (!), mudar de cena (...), mudar o cenário, mudar de roteiro, sobretudo mudar o olhar sobre os atores e sobre a fronteira que nos separa deles, não para tornar tudo indiferente – ah, a ilusão mais perigosa! – mas para deixar emergir outras personagens (...), outros estados, outras afetações e outras conexões entre eles, entre nós.* (Pelbart, 1998, p. 68).

Nesse livro, o tema Hospital-Dia foi desenvolvido seguindo as pistas da tradição epistemológica inaugurada por Foucault (1968, 1972) e articulada por Guirado (1986, 1987, 1995, 2000) para o campo teórico da Psicologia Institucional.

A circunscrição da "loucura" dos casos no discurso dos agentes de saúde mental entrevistados nesse tipo de serviço foi abordada a partir de um ponto de vista institucional. Queremos dizer com isso que a definição da "loucura" dos casos como *doença com tendência a se conservar* e de uma forma que os introduziu na *condição de "objeto"* sem ação no processo de tratamento foi, prioritariamente, entendida como engendrada a partir do *lugar* que lhes foi instituído com o ato discursivo produzido.

Ao considerarmos os Hospitais-Dia em seu âmbito discursivo, a partir de uma leitura institucional, cogitamos a possibilidade de (re)produção de iatrogenia. Tal possibilidade foi vislumbrada ao analisarmos o lugar instituído para os casos no discurso dos entrevistados, já que por seu intermédio tornou-se possível um discurso a respeito deles (casos) com marcas que, por hipótese, estariam associadas à produção de iatrogenia. Uma iatrogenia, entendida como favorecimento de conservação na condição reconhecida como patológica e naquela de ser usuário de serviços de saúde mental, que propiciaria o processo de exclusão social.

Podemos pensar, assim, que um serviço ainda relativamente novo na assistência à saúde mental brasileira, como o Hospital-Dia, em alguma medida, pode como outros no passado encontrar na *iatrogenia* e na *exclusão social* que ela possibilita não apenas um subproduto condenável, mas um aspecto importante para perpetuar o domínio do discurso científico sobre a loucura, porque a manteria conservada na condição de ser o objeto que o justificaria.

Se levarmos em conta o fato de que o *lugar* instituído para os casos foi importante aspecto para a produção de um discurso com marcas associadas à iatrogenia, acreditamos ser possível elaborar uma *hipótese teórica* para a investigação da *iatrogenia* no campo da Psicologia, mais especificamente, naquele da Psicologia Institucional.

Nessa hipótese, restringimos teoricamente a iatrogenia ao plano das relações sociais no discurso dos agentes de saúde mental. A marca associada à iatrogenia corresponderia ao *lugar* instituído para os casos que foi analisado no discurso dos entrevistados. *Mediante o referido lugar, o agente de saúde mental faz antecipações que inscrevem a clientela numa ordem predefinida de patologia com tendência a se conservar e numa condição que se assemelha àquela de "objeto" do tratamento e da família.*

Em outros termos, esse lugar é aquele que (1) desfavorece a consideração da singularidade de cada cliente, (2) permite encontrar, numa entidade teórico-nosográfica, os limites da subjetividade do usuário e (3) permite reconhecer a clientela, prioritariamente, a partir de uma condição que se aproxima daquela de "objeto" (a pessoa deixa de ser reconhecida em sua potencialidade de ação sobre a própria vida, enquanto o tratamento e a doença ganham os lugares de "sujeito", definidores de seu curso existencial).

De acordo com a hipótese em questão, a incidência do efeito iatrogênico, por sua vez, seria, em termos teóricos, localizada na constituição subjetiva da clientela. Isto é, seriam as marcações subjetivas no paciente, engendradas a partir do lugar mencionado, que permitiriam o efeito reconhecido como iatrogênico.

Com pesquisas que permitam a elucidação dos limites dessa hipótese, o plano das relações sociais circunscritas ao discurso, tal como articulado por Guirado (1995, 2000) no campo da Psicologia Institucional, pode se tornar importante ferramenta teórica para a investigação da iatrogenia nos serviços de saúde mental.

Nessas pesquisas, dever-se-á definir melhor a noção de iatrogenia no arsenal teórico da Psicologia Institucional. Investigar a relação entre os fatores, discurso e organização do serviço (arquitetura, regime de tratamento, recursos técnicos, materiais e humanos etc.), a fim de se poder discriminar a participação e a combinação de cada um deles na produção de iatrogenia à clientela.

Deverão estudar o grau de associação entre o efeito iatrogênico e o fator "lugar instituído à clientela" no discurso do agente de saúde mental. Além disso, dever-se-á avaliar as conseqüências do que se define como iatrogenia quanto à subjetividade da clientela, ou seja, no seu jeito singular de ser e de agir.

Um outro ponto importante para ser investigado é a forma como o paciente se relaciona com o lugar que lhe é atribuído no discurso do agente de saúde mental. Esse aspecto pode ser muito relevante para considerarmos as diferenças dos usuários na produção do efeito iatrogênico.

Após termos tecido essas considerações, antes de encerrar, pretendemos fazer neste capítulo final algumas proposições para o serviço de Hospital-Dia. É importante esclarecer que essas proposições não visam a produzir uma "receita", já que não as tomamos como "a" verdade. Queremos com elas apenas levantar algumas sugestões que puderam ser pensadas a partir do discurso dos entrevistados.

Concordamos com Hoge *et al.* (1992) que criticaram a assistência à saúde mental organizada por meio de diferentes serviços que supõem sucessivos encaminhamentos da clientela para que tenham um tratamento completo. Para eles (1992), o problema está no fato de que a cada encaminhamento que se faz necessário para o tratamento ser completado, a clientela tem de ultrapassar fronteiras que podem comprometer o sucesso da terapêutica, como: a adaptação à equipe e à estratégia diferente de tratamento, o encerramento de vínculos produtivos e a comunicação inexistente entre serviços.

Nesses termos, dentre as várias propostas que são possíveis para os serviços de Hospital-Dia, somos partidários daquela que permite que estes funcionem como Centros de Atenção Psicossocial (CAPS), o que lhes abre a possibilidade de atender aos diferentes níveis de intensidade de tratamento da clientela. Ao se introduzir o Hospital nesses moldes, acreditamos que esse tipo de serviço possa ser disponibilizado para a população sem necessariamente ter como único objetivo o gerenciamento de crise/surto (sintoma). Um objetivo que, como vimos no discurso de alguns entrevistados, foi delimitado com a falsa possibilidade de a clientela ter suas outras necessidades atendidas no Ambulatório.

Pensamos que, à medida que as diferentes intensidades de atendimento possam ser oferecidas num mesmo serviço, não haveria necessidade de organizá-lo em função de um determinado tempo predeterminado ou em função de um encaminhamento posterior. A equipe de saúde mental e a clientela poderiam tornar a vinculação terapêutica estratégica no processo de tratamento. Tornar essa vinculação estratégica implica, fundamentalmente, a possibilidade de direcionar a relação terapêutica para identificar e sustentar as *diferenças* e o *potencial de ação* de cada cliente.

Uma das maneiras de proceder nesse sentido é realizada ao se propor, desde o início do tratamento, procedimentos que permitam considerar a singularidade do usuário. Entendemos que a possibilidade de uma escuta singular do cliente não está limitada à modalidade de intervenção individual, pois inclui também a grupal.

Mediante essa escuta, poder-se-ia mais rapidamente e já num começo terapêutico, desenvolver uma perspectiva singular da pessoa atendida, indo além da constatação sintomatológica. A referência estatística, a experiência clínica anterior e o conhecimento teórico (psiquiátrico, psicanalítico, entre outros), desse modo, podem se tornar informações complementares, secundárias ao conhecimento produzido na relação terapêutica com o usuário concreto.

Com a escuta em questão é possível tornar relativa a perspectiva essencialmente negativa a respeito da ocorrência que se define como "primeiro surto" ou como "primeira crise". Apesar das dificuldades, sofrimento e desaptação que pode gerar, essa ocorrência é oportunidade de a pessoa reorientar as suas escolhas pessoais e o seu caminho de vida. Essa possibilidade depende, em grande parte, da forma como a "crise" é definida no atendimento em saúde mental.

Baseada na vinculação e no conhecimento produzidos por meio de uma relação terapêutica que está atenta à singularidade do cliente, a equipe do serviço de saúde mental organizaria o tratamento do usuário. Queremos dizer com isso que há necessidade de se rever a organização do tratamento como "grade de atividades" pré-planejada, que parece favorecer as necessidades relacionadas à própria reprodução do serviço, secundarizando aquelas da clientela. Essa revisão poderia situar as atividades como recurso a serviço da vinculação terapêutica para atender às necessidades do cliente. As atividades seriam postas em cena apenas e quando necessárias para facilitar a vinculação terapêutica, que é a principal ferramenta de trabalho com o usuário.

O investimento do cliente em seu tratamento não depende necessariamente da aprendizagem da noção de doença mental. Essa aprendizagem, na maior parte das vezes, implica uma série de antecipações teóricas e ilegítimas. Com essa aprendizagem pode ser produzida para o usuário uma exterioridade entre o que lhe estaria ocorrendo e o seu processo de vida à medida que a sua situação é circunscrita como efeito da ação de algo já predefinido em termos que desconsideram a sua realidade concreta e singular.

Acreditamos que é a necessidade singular de cada atendido que lhe permite encontrar justificativa para investir em seu tratamento, o que pressupõe que esta seja considerada e valorizada desde o início e não anulada numa antecipação nosográfica. A conscientização proposta é aquela relacionada às próprias necessidades específicas da pessoa atendida.

Acima de tudo, o atendimento oferecido ao usuário deveria lhe permitir criar, rever ou até mesmo ratificar um *projeto de vida* do qual faça parte a possibilidade de reintegração na comunidade, que não é predefinida, como a volta à escola ou ao trabalho, mas restringida a partir dos limites e possibilidades da pessoa, bem como daqueles comunitários.

A possibilidade de desenvolvimento de um projeto de vida para o usuário não deveria ser apenas valorizada no tratamento, mas nele, também, teria favorecida a sua execução, à medida que o serviço de saúde mental acompanharia diretamente os passos iniciais nesse sentido.

Porém, para que a vinculação terapêutica possa ocupar a posição estratégica da maneira acima afirmada, essas proposições não são suficientes. Junto delas, seria preciso seguir ainda uma abordagem crítica do discurso científico praticado no serviço.

Essa abordagem impõe a necessidade de a equipe de saúde mental reconhecer o lugar que confere para si e à clientela, cogitando inscrevê-la num perfil antecipado, na sombra de uma imagem preestabelecida. Essa abordagem implica também a possibilidade de a equipe reconhecer que o discurso a respeito da clientela é *ato*, ou seja, uma *dimensão da prática* que é *matriz de subjetivação*.

Esse procedimento se torna principalmente necessário para alguém em primeira internação em serviço de saúde mental. Nessa situação, o agente de saúde mental está, juntamente com a clientela, *inaugurando* um percurso que pode ser produtivo e/ou iatrogênico no campo da saúde mental. Isto é, tal percurso pode ser a oportunidade de (re)edição de uma ordem de lugares que já conhecida ou possibilidade de um novo e ainda desconhecido encaminhamento para a vida.

O cuidado na primeira internação parece-nos ainda mais relevante para as pessoas na faixa etária dos casos mencionados no discurso dos entrevistados (Bruno, 17 anos; Paulo, 22 anos e Daniel, 22 anos). Com exceção de Bruno, que ainda se encontrava na adolescência, os outros casos já estavam na fase "adulto jovem".

Apesar da diferença entre as duas fases, elas coincidem em alguns pontos de acordo com as caracterizações feitas por Campbel (1986) e Lidz (1986a, 1986b). Geralmente, nas duas fases a pessoa, ainda que de forma diferente, estaria imersa em questões relacionadas à definição do envolvimento afetivo/sexual, da escolarização ou do campo de trabalho. São questões relacionadas à construção de um "espaço próprio", diferente daquele oferecido pelo contexto familiar de origem.

Entendemos, assim, que ao atribuir aos usuários de primeiro atendimento uma patologia com a tendência a se conservar e uma condição que se assemelharia àquela de "objeto", o tratamento pode favorecer a (re)produção dessa antecipação na clientela, que está especialmente vulnerável pela indefinição social, profissional e afetiva.

Após o percurso trilhado no presente livro, dedicado ao tema Hospital-Dia, gostaríamos de encerrá-lo com a expectativa de termos contribuído para o desenvolvimento da literatura a respeito dos novos estabelecimentos de saúde mental no Brasil. Demos a nossa contribuição mediante a discussão a respeito da iatrogenia em Hospital-Dia, considerando a dimensão institucional contida no discurso, praticado nesse serviço, e não apenas a sua organização – regime de tratamento, recursos materiais e humanos, arquitetura, entre outros.

Acreditamos que a possibilidade de modificarmos o *lugar social da locura*, isto é, a possibilidade de ela não habitar apenas espaços de tratamento, mas também diferentes contextos na comunidade, depende, em grande parte, de alterações no discurso dos agentes de saúde mental que marca a clientela, ao instituir-lhe um lugar. A instituição de um lugar que produz marcas ao paciente é inevitável, mas, desde o primeiro atendimento prestado, devemos atentar para o fato de que esse lugar pode estar direcionado à *cristalização – introdução do usuário no encarreiramento moral de doente mental* – ou, ao contrário, direcionado à *possibilidade de transformação, potencializando um novo encaminhamento para a vida.*

Anexo 1 – Roteiro de Entrevista

Esse roteiro foi elaborado por Luís Gustavo Vechi para as entrevistas com os agentes de saúde mental, psicólogo e psiquiatra, de Hospital-Dia. Nesse roteiro, propusemos que os agentes falassem a respeito de um paciente que estivessem atendendo e cuja primeira internação em saúde mental ocorreu no Hospital-Dia pesquisado.

1. Fale-me sobre esta pessoa.
2. Como será o atendimento dessa pessoa no Hospital-Dia? Por quê?
3. Como será o atendimento dessa pessoa por você? Por quê?
4. Por onde começará a atender essa pessoa? Por quê?
5. O que você vai privilegiar no atendimento dessa pessoa? Como?
6. O que você não vai privilegiar no atendimento dessa pessoa? Por quê?
7. Que referências você vai utilizar para atender essa pessoa? Como? Por quê?
8. A família dessa pessoa fará parte do atendimento? Por quê?
9. Quanto tempo você acha que levará para saber o prognóstico sobre essa pessoa?
10. O que seria para você um bom prognóstico para essa pessoa? Por quê?
11. O que seria para você um mau prognóstico para essa pessoa? Por quê?
12. Se você pudesse pensar nessa pessoa tendo alta, em função de que você decidiria isso? Com quem? Por quê?
13. Se você pudesse pensar nessa pessoa daqui a alguns anos, como imaginaria que ela estaria?
14. Há algo de específico que você faz em um atendimento de pessoas que utilizam pela primeira vez um serviço de saúde mental? O quê, por exemplo? Por quê?
15. Você tem algo mais a dizer?
16. O que achou da entrevista?

Anexo 2 – Fichas das Entrevistas

Para cada uma das seis entrevistas realizadas, apresentamos algumas informações básicas, como a data e o local de sua realização, os nomes do agente de saúde mental e do usuário, o período de atuação do profissional entrevistado no Hospital-Dia, o nome e a idade do usuário, o início do atendimento do caso e o número de atendimentos que foram realizados com o paciente até o momento da entrevista. Essas informações foram obtidas mediante consulta aos prontuários e aos agentes de saúde mental dos Hospitais-Dia considerados no estudo. Não utilizamos o nome verdadeiro dos agentes de saúde mental entrevistados nem o dos casos atendidos. Eles foram identificados com a utilização de nomes fictícios.

Entrevista 1
1. Data da entrevista: 17/2/2000.
2. Local da entrevista: Hospital-Dia 1.
3. Nome/Profissão do agente de saúde mental entrevistado: Clarice, psicóloga.
4. Período de atuação do agente de saúde mental no Hospital-Dia: 4 anos.
5. Nome/Idade do caso atendido no Hospital-Dia: Paulo, 22 anos.
6. Início do atendimento do caso no Hospital-Dia: 3/2/2000.
7. Número de atendimento do caso com o profissional entrevistado: 3 atendimentos em grupo e 1 atendimento individual.

Entrevista 2
1. Data da entrevista: 9/2/2000.
2. Local da entrevista: Hospital-Dia 1.
3. Nome/Profissão do agente de saúde mental entrevistado: Ismael, psiquiatra.

4. Período de atuação do agente de saúde mental no Hospital-Dia: 4 anos.
5. Nome/idade do caso atendido no Hospital-Dia: Paulo, 22 anos.
6. Início do atendimento do caso no Hospital-Dia: 3/2/2000.
7. Número de atendimento do caso com o profissional entrevistado: 3 atendimentos individuais.

Entrevista 3

1. Data da entrevista: 20/7/1999.
2. Local da entrevista: Hospital-Dia 2.
3. Nome/Profissão do agente de saúde mental entrevistado: Janete, psicóloga.
4. Período de atuação do agente de saúde mental no Hospital-Dia: 3 anos.
5. Nome/Idade do caso atendido no Hospital-Dia: Daniel, 22 anos.
6. Início do atendimento do caso no Hospital-Dia: 13/7/1999.
7. Número de atendimentos com o profissional entrevistado: 1 atendimento em grupo e 2 atendimentos individuais.

Entrevista 4

1. Data da entrevista: 21/7/1999.
2. Local da entrevista: Hospital-Dia 2.
3. Nome/Profissão do agente de saúde mental entrevistado: Sandra, psiquiatra.
4. Período de atuação do agente de saúde mental no Hospital-Dia: 7 anos.
5. Nome/Idade do caso atendido no Hospital-Dia: Daniel, 22 anos.
6. Início do atendimento do caso no Hospital-Dia: 13/7/1999.
7. Número de atendimentos com o profissional entrevistado: 1 atendimento em grupo e dois atendimentos individuais.

Entrevista 5

1. Data da entrevista: 30/6/1999.
2. Local da entrevista: Hospital-Dia 3.
3. Nome/Profissão do agente de saúde mental entrevistado: Marta, psicóloga.
4. Período de atuação do agente de saúde mental no Hospital-Dia: 2 anos.
5. Nome/Idade do caso atendido no Hospital-Dia: Bruno, 17 anos.
6. Início do atendimento do caso no Hospital-Dia: 18/6/1999.
7. Número de atendimentos com o profissional entrevistado: 2 atendimentos em grupo e 1 atendimento individual.

Entrevista 6

1. Data da entrevista: 2/7/1999
2. Local da entrevista: Hospital-Dia 3.
3. Nome/Profissão do agente de saúde mental entrevistado: Rosana, psiquiatra.
4. Período de atuação do agente de saúde mental no Hospital-Dia: 9 meses.
5. Nome/Idade do caso atendido no Hospital-Dia: Bruno, 17 anos.
6. Início do atendimento do caso no Hospital-Dia: 18/6/1999.
7. Número de atendimentos com o profissional entrevistado: 4 atendimentos individuais.

Referências Bibliográficas

ACADEMIC PRESS DICTIONARY OF SCIENCE AND TECHNOLOGY. Ed. Cristopher Morris. EUA, Academic Press, 1992.

ALBUQUERQUE, J. A. G. *Metáforas da desordem*. Rio de Janeiro, Paz e Terra, 1978.

ALLEN, J. G *et al.* Therapeutic alliance and long – term hospital treatment outcome. *Comprehensive Psychiatry,* vol. 26, nº 2, pp. 187-194, 1985.

AMARANTE, P. *O homem e a serpente: outras histórias para a loucura e a psiquiatria.* Rio de Janeiro, Fiocruz, 1996.

_____.Asilos, alienados e alienistas. In: AMARANTE, org. *Psiquiatria Social e Reforma Psiquiátrica.* Rio de Janeiro, Fiocruz, 1998a. pp. 73-84.

_____. *Loucos pela vida: a trajetória da reforma psiquiátrica no Brasil.* 2 ed. Rio de Janeiro, Fiocruz, 1998b.

_____. & GIOVANELLA, L. O enfoque do planejamento em saúde e saúde mental. In: AMARANTE, org. *Psiquiatria Social e Reforma Psiquiátrica.* Rio de Janeiro, Fiocruz, 1998. pp. 113-148.

_____. Manicômio e loucura no final do século e do milênio. In: FERNANDES, M.I.A. *et al.*, orgs. *Fim de século: ainda manicômios?* São Paulo, IPUSP, 1999. pp. 47-53.

ALVES, D. S. N. *A reestruturação da atenção em saúde mental no Brasil.* Brasília, Coordenadoria de Saúde Mental do Ministério da Saúde, 1996. [Mimeografado]

AZOUBEL NETO, D. Uma dificuldade no tratamento de pacientes psiquiátricos em regime de semi-internação ('day-hospital'). *Revista ABP-APAL,* vol. 8, nº 2, pp. 49-55, 1986.

BARTON, R. *La neurosis institucional.* Madrid, Paz Moltalvo, 1974.

BENZATO, C.E.M. *et al*. Hospital-dia do S.S. Dr. Cândido Ferreira: avaliação do primeiro ano de funcionamento. *Jornal Brasileiro de Psiquiatria*, vol. 42, nº 4, pp. 197-201, 1993.

BIRMAN, J. *A psiquiatria como discurso da moralidade*. Rio de Janeiro, Graal, 1978.

_____. A cidadania tresloucada. In: BEZERRA JR, B. & AMARANTE, P., orgs. *Psiquiatria sem hospício: contribuições ao estudo da reforma psiquiátrica*. Rio de Janeiro, Relume Dumurá – Ed. UFRJ, 1992. pp. 71-90.

BLAYA, M. O primeiro hospital-dia psiquiátrico no Brasil: análise do seu funcionamento e de seus problemas. *Arquivos da Clínica Pinel*, vol. 2, pp. 28-33, 1962.

BRASIL. Ministério da Saúde. Assessoria de Comunicação Social. *Lei Orgânica da Saúde (Lei 8.080 de 19 de setembro de 1990)*: 1990. Brasília, 1992.

BRASIL. Ministério da Saúde. Secretaria Nacional de Assistência à Saúde. *Portaria 224*. Brasília, 1992.

CAAN, W. *et al*. Auditing psychiatric day-hospitals: the user's views in an inner city setting. *Journal of Mental Health*, vol. 5, nº 2, pp. 173-182, 1996.

CAMAROTTI, H. Inserção no trabalho: avaliação dos resultados de sete anos de hospital-dia do Instituto de Saúde Mental do Distrito Federal. *Revista de Saúde do Distrito Federal*, vol. 6, nº 3, pp. 27-34, 1995.

CAMPBELL, R. J. Adolescência e Fase Adulta. In: *Dicionário de Psiquiatria*. São Paulo, Martins Fontes, 1986. pp. 12 e 165.

CAMPOS, M. A. *O hospital-dia como alternativa assistencial em psiquiatria: opinião de pacientes e seus familiares*. Ribeirão Preto, 1986. 153 p. Tese (Doutorado) – Faculdade de Medicina de Ribeirão Preto, Universidade de São Paulo.

_____. Experiência de trabalho em uma equipe multidisciplinar de um hospital-dia psiquiátrico universitário - reflexões sobre dinâmica de grupo. *Revista ABP-APAL*, vol. 10, nº 1, pp. 30-34, 1988.

CAMPOS, M. A. Os modelos de internação parcial em hospital-dia e integral vistos por um grupo de pacientes psiquiátricos e seus familiares. *Revista ABP-APAL*, vol. 11, nº 1, pp. 29-34, 1989.

_____. & CONTEL. Reuniões comunitárias em um hospital-dia psiquiátrico universitário: implantação e análise preliminar da experiência. *Revista ABP-APAL*, vol. 18, nº 4, pp. 111-116, 1996.

_____. A hospitalização diurna em psiquiatria cinqüenta anos depois – um olhar ao longo do tema e do tempo. In: MARTURANO, E.M. *et al.*, orgs. *Estudos em saúde mental*. Ribeirão Preto, Faculdade de Medicina de Ribeirão Preto, Universidade de São Paulo, 1997. pp. 253-263.

CAPLAN, B. R. & CAPLAN, G. *Helping the helpers not to harm: iatrogenic damage and community mental health*. EUA, Brunner-Routledge, 2001.

CAVALCANTI, M. T. Transformações na assistência psiquiátrica ou uma assistência psiquiátrica em transformação. In: RUSSO, J. & SILVA FILHO, J. F., orgs. *Duzentos anos de psiquiatria*. Rio de Janeiro, Relumé-Dumurá, 1992. pp. 145-155.

CONTEL, J.O.B. Quinze anos de hospital-dia: contribuição ao estudo da prática de comunidade terapêutica, psicoterapia de grupo e princípios psicanalíticos em hospital psiquiátrico no Brasil. *Jornal Brasileiro de Psiquiatria*, vol. 40, nº 4, pp. 163-169, 1991.

_____. *et al.* Grupoterapia em hospital-dia: os grupos das comissões de atividades. *Jornal Brasileiro de Psiquiatria*, vol. 42, nº 6, pp. 327-334, 1993.

CREED, F. *et al.* Randomized controlled trial of day patient versus inpatient psychiatric treatment. *British Medical Journal*, vol. 300, nº 6.725, pp. 1.033-1.037, 1990.

CUYLER, R. N. The challenge of partial hospitalization in the 1990s. *The Psychiatric Hospital*, vol. 22, nº 2, pp. 47-50, 1991.

DAVIDSON, L. *et al.* Differences in Social Environment between inpatient and day hospital crisis respite settings. *Psychiatric Services*, vol. 47, nº 7, pp. 714-720, 1996.

DELGADO, P. G. G. Determinantes institucionais da cronificação. *Jornal Brasileiro de Psiquiatria*, vol. 40, n°3, pp. 117-125, 1991.

DICK, P. *et al.* Day and full time psychiatric treatment: a controlled comparison. *British Journal of Psychiatry*, vol. 147, pp. 246- 250, 1985.

DORLAND'S ILLUSTRATED MEDICAL DICTIONARY. 28 ed. EUA, Saunders, 1994.

DUMONT, L. *Homo Hierarchicus*. São Paulo, Edusp, 1997.

FERNANDES, M. I. A. Uma nova ordem: narcisismo expandido e interioridade confiscada. In: FERNANDES, M. I. A. *et al.*, orgs. *Fim de século: ainda manicômios?* São Paulo, IPUSP, 1999, pp. 39-53.

FERREIRA, G. C.A.I.S. Centro de atividades integradas em saúde mental. *Jornal Brasileiro de Psiquiatria*, vol. 43, n°8, pp. 415-416, 1994.

FERREIRA, M. P. Contos de fada como atividade terapêutica. *Jornal Brasileiro de Psiquiatria*, vol. 40, n°4, pp. 160-162, 1991.

FIGUEIREDO, G. R. *A evolução do hospício no Brasil*. São Paulo, 1996. 238 p. Tese (Doutorado) – Escola Paulista de Medicina.

FIGUEIREDO JUNIOR, M. M. *Esquizofrenia e reabilitação psicossocial: perspectivas teóricas e práticas*. São Paulo, 1996. 134 p. Dissertação (Mestrado) – Faculdade de Medicina, Universidade de São Paulo.

FOUCAULT, M. *Doença Mental e Psicologia*. Rio de Janeiro, Tempo Brasileiro, 1968.

_____. (1972). *História da loucura na idade clássica*. 5.ed. São Paulo, Perspectiva, 1997a.

_____. *A arqueologia do saber*. 5. ed. Rio de Janeiro, Forense Universitária, 1997b.

_____. (1971). *A ordem do discurso*. Lisboa, Relógio D´Água, 1997c.

_____. (1974). *A verdade e as formas jurídicas*. Rio de Janeiro, Nau, 1996.

FOUCAULT, M. (1979). *Microfísica do poder*. 11. reimp. Rio de Janeiro, Graal, 1995.

FRANK, A. F. & GUNDERSON, J. G. The role of therapeutic alliance in the treatment of schizophrenia. *Archives of General Psychiatry*, vol. 47, pp. 229-236, 1990.

FURTADO, T. *Hospital-dia, passageiro para a vida: o jogo da identidade e diferença*. Rio de Janeiro, Revinter, 1994.

GOFFMAN, E. (1959). *A representação do eu na vida cotidiana*. Petrópolis, Vozes, 1975.

_____. (1961). *Manicômios, prisões e conventos*. 6. ed. São Paulo, Perspectiva, 1999.

GOLDMAN, D.L. The 40 year evolution of the first modern day-hospital. *Canadian Journal of Psychiatry*, vol. 34, pp. 18-19, 1989.

GRANELLO, D.H. *et al.* Measuring outcomes and client satisfaction in a partial hospitalization program. *Journal of Behavioral Health Services & Research*, vol. 26, n° 1, pp. 50-63, 1999.

GRANJA, E. C. & KREMER, O. S. & SABADINI, A.A.Z.P. *Citações no texto e notas de rodapé: manual de orientação*. 2 ed. rev. Aum. São Paulo, Serviço de Biblioteca e Documentação do Instituto de Psicologia da Universidade de São Paulo, 1997.

_____.& KREMER, O. S. & SABADINI, A.A.Z.P. *Normalização de referências bibliográficas*. 3 ed. rev. Aum. São Paulo, Serviço de Biblioteca e Documentação do Instituto de Psicologia da Universidade de São Paulo, 1997.

GUIRADO, M. *Instituição e relações afetivas: o vínculo com o abandono*. 2 ed. São Paulo, Summus, 1986.

_____. *Psicologia Institucional*. São Paulo, EPU, 1987.

_____. *Psicanálise e análise de discurso: matrizes institucionais do sujeito psíquico*. São Paulo, Summus, 1995.

GUIRADO, M. *A clínica psicanalítica na sombra do discurso: diálogos com aulas de Dominique Maingueneau.* São Paulo, Casa do Psicólogo, 2000.

HOGE, M.A. et al. Functions of short term partial hospitalization in a comprehensive system of care. *International Journal of Partial Hospitalization*, vol. 4, nº 3, pp. 177-188, 1987.

_____. *et al.* Therapeutic factors in partial hospitalization. *Psychiatry*, vol. 51, nº 2, pp. 199-210, 1988.

_____. *et al.* The promise of partial hospitalization: a reassessment. *Hospital and Community Psychiatry*, vol. 43, nº 4, pp. 345-354, 1992.

_____. *et al.* The evolution of mental health services: partial hospitalization as a case example. *Journal of Mental Health Administration*, vol. 20, nº 2, pp. 161-168, 1993.

HOSPITAL-DIA. *Projeto do Hospital-Dia*, 1998.

INFANTE, R. G. G. & CLEBER, R. S. Atividades psicodramáticas no hospital-dia do Instituto de Psiquiatria da Universidade Federal do Rio de Janeiro: fundamentos e perspectivas. *Jornal Brasileiro de Psiquiatria*, vol. 40, nº 4, pp. 171-175, 1991.

ISHARA, S. *Psicoterapia de grupo em Hospital-Dia: proposição de uma metodologia de estudo.* Ribeirão Preto, 1996. 88p. Dissertação (Mestrado) – Faculdade de Medicina de Ribeirão Preto, Universidade de São Paulo.

JIMENEZ, M. A. Chronicity in mental disorders: evolution of a concept. *Social Casework*, vol. 68, nº 10, pp. 627-633, 1988.

KERR-CORRÊA, F. *et al.* O hospital-dia de Botucatu – UNESP: uma experiência de 12 anos. *Revista ABP-APAL*, vol. 16, nº 3, pp. 89-93, 1994.

KRAMER, B.M. The day hospital: a case study. *Journal of Social Issues*, vol. 16, nº 2, pp. 14-19, 1960.

LAMBERT, A. A. *Grupo de seguimento a longo prazo de egressos de um Hospital-Dia psiquiátrico: um estudo retrospectivo.* Ribeirão Preto,

1999. 82p. Dissertação (Mestrado) – Faculdade de Medicina de Ribeirão Preto, Universidade de São Paulo.

LEITE, M. B.G.D. *et al.* Hospital-Dia: espaço de continência e de participação. In: VIEIRA, M. C. T. *et al.*, orgs. *Tecendo a rede: trajetórias da saúde mental em São Paulo.* São Paulo, Cabral, 1999. pp. 101-116.

LIDZ, T. A Adolescência. In: *A pessoa: seu desenvolvimento durante o ciclo vital.* Porto Alegre, Artes Médicas, 1986a, pp. 312- 377.

_____. O Adulto Jovem. In: *A pessoa: seu desenvolvimento durante o ciclo vital.* Porto Alegre, Artes Médicas, 1986b, pp. 378- 392.

LUZ, M. T. A história de uma marginalização: a política oficial de saúde mental. In: AMARANTE, org. *Psiquiatria Social e Reforma Psiquiátrica.* Rio de Janeiro, Fiocruz, 1998, pp. 85-95.

LYSTAD, M. H. Day hospital care and changing family attitudes toward the mentally ill. *Journal of Nervous and Mental Disease*, vol.127, pp. 145-152, 1958.

MACHADO, R *et al. Danação da norma: medicina social e constituição psiquiátrica no Brasil.* Rio de Janeiro, Graal, 1978.

MAINGUENEUAU, D. Noções de Pragmática. In: *Pragmática para o discurso literário.* São Paulo, Martins Fontes, 1996. pp. 1-30.

_____. *Novas tendências em análise do discurso.* Campinas, Pontes, 1997a.

_____. Conferência [Apresentada no Instituto de Psicologia – USP, São Paulo, 1997b].

_____. Lugar. In: *Termos-chave da análise do discurso.* Minas Gerais, UFMG, 1998a. pp. 93-94.

_____. Pragmática. In: *Termos-chave da análise do discurso.* Minas Gerais, UFMG, 1998b. pp. 111-113.

MCGRATH, G. & TANTAM, D. Long-stay patients in a psychiatric day hospital: a case note review. *British Journal of Psychiatry*, vol. 150, pp. 836-840, 1987.

MEDEIROS, T. A. *Formação do modelo assistencial psiquiátrico no Brasil.* Rio de Janeiro, 1977. 165 p. Dissertação (Mestrado) – Instituto de Psiquiatria, Universidade Federal do Rio de Janeiro.

MINISTÉRIO da Saúde quer saber das condições dos internos e estimular o atendimento extra-hospitalar: censo vai mostrar o perfil dos pacientes. *Folha de S. Paulo*, São Paulo, 13 ago. 2000. Caderno Cotidiano, p. C-2.

MONTEIRO, A. R. M. *O significado para a família do ir-e-vir de um dos seus familiares ao (do) hospital-dia.* Fortaleza, 1996. 117 p. Dissertação (Mestrado) – Faculdade de Enfermagem, Universidade Federal do Ceará.

MOREIRA, D. *Psiquiatria: controle e repressão social.* Petrópolis, Vozes, 1983.

NESS, D. E. Effective day treatment. *Psychiatric Services*, vol. 47, n° 8, pp. 876-877, 1996.

NICÁCIO, M. F. Da instituição negada à instituição inventada. In: LANCETTI, A., org. *Saúde Loucura 1*. 2. ed. São Paulo, Hucitec, 1989. pp. 91-108.

OLIVEIRA, J.L. & FURTADO, T. R. S. Grupo operativo: uma alternativa terapêutica no hospital-dia. *Jornal Brasileiro de Psiquiatria*, vol. 40, n° 1, pp. 9-12, 1991.

OLIVEIRA, F.B. Grupo operativo no hospital-dia: uma alternativa de atendimento em saúde mental. *Jornal Brasileiro de Psiquiatria*, vol. 44, n° 11, pp. 583-587, 1995.

PANG JR., J. Partial hospitalization: an alternative to impatient care. *Psychiatric Clinics of North America*, vol. 8, n° 3, pp. 587- 595, 1985.

PARKER, S. & KNOLL, J.L. Partial hospitalization: an update. *American Journal of Psychiatry*, vol. 147, n° 2, pp. 156-160, 1990.

PECK, H. B. The role of the psychiatric day hospital in a community mental health program: a group process approach. *American Journal of Orthopsychiatry*, vol. 33, n° 3, pp. 482-493, 1963.

PELBART, P. P. *A nau do tempo rei: sete ensaios sobre o tempo da loucura.* Rio de Janeiro, Imago, 1993.

_____. Teatro nômade. *Revista de Terapia Ocupacional*, vol. 9, nº 2, pp. 62-69, 1998.

PERDINIELLI, J. L. & BERTAGNE, P. Chronicités et chronicisation. *L'Information Psychiatrique*, vol. 64, nº 1, pp. 9-18, 1988.

PORTOCARRERO, V. *O dispositivo da saúde mental: uma metamorfose na psiquiatria brasileira*. Rio de Janeiro, 1990. 213 p. Tese (Doutorado) – Instituto de Filosofia e Ciências Sociais, Universidade Federal do Rio de Janeiro.

PRIEBE, S. & GRUYTERS, T. Patientes'and caregivers'initial assessments of day hospital treatment and course of symptoms. *Comprehensive Psychiatry*, vol. 35, nº 3, pp. 234-238, 1994.

_____. The role of the helping alliance in psychiatric community care: a prospective stydy. *Journal of Nervous and Mental Disease*, vol. 181, nº. 9, pp. 552-557, 1993.

RAIMUNDO, A.M.G. *et al.* Hospital-dia em psiquiatria: revisão dos últimos cinco anos da literatura. *Jornal Brasileiro de Psiquiatria*, vol. 43, nº 4, pp. 205-211, 1994.

RAKFELDT, J. *et al.* Normalizing acute care: a day hospital/crisis residence alternative to impatient hospitalization. *Journal of Nervous and Mental Disease*, vol. 185, nº 1, pp. 46-52, 1997.

RESENDE, H. Política de saúde mental no Brasil: uma visão histórica. In: TUNDIS, S. A. & COSTA, N. R., orgs. *Cidadania e loucura: políticas de saúde mental no Brasil*, Petrópolis. 2.ed. Vozes, 1990. pp. 15-73.

RODRIGUEZ-VILLA, F. & ALEXANDER, V. The day hospital. *New Directions for Mental Health Services*, nº 39, pp. 33-40, 1988.

ROSIE, J. S. Partial hospitalization: a review of recent literature. *Hospital and Community Psychiatry*, vol. 38, pp. 1291-1299, 1987.

ROTELLI, F. & AMARANTE, P. Reformas psiquiátricas na Itália e no Brasil: aspectos históricos e metodológicos. In: BEZERRA JR, B. & AMARANTE, P., orgs. *Psiquiatria sem hospício: contribuições ao estudo da reforma psiquiátrica*. Rio de Janeiro, Relume Dumurá – Ed. UFRJ, 1992. pp. 41-55.

ROTELLI, F. & AMARANTE, P. A instituição inventada. In: NICÁCIO, F., org. *Desinstitucionalização*. São Paulo, Hucitec, 1990. pp. 89-99.

RUSSELL, V. et al. Acute day hospitalization as an alternative to inpatient treatment. *Canadian Journal of Psychiatry*, vol. 41, n° 10, pp. 629-637 -1996.

SÃO PAULO (Cidade). Leis etc. Lei n° 11.866 de 13 de setembro de 1995. Instituí, no âmbito do município de São Paulo, o Plano de Atendimento à Saúde – PAS. *Diário Oficial do Município*, São Paulo, n° 175, 14 set. 1995a.

SÃO PAULO (Cidade). Leis etc. Decreto n° 36.260 de 16 de novembro de 1995. Regulamenta a Lei n° 11.866 de 13 de setembro de 1995, que instituí, no âmbito do município de São Paulo, o Plano de Atendimento à Saúde – PAS. *Diário Oficial do Município*, São Paulo, n° 218, 17 nov. 1995b.

SÃO PAULO (Cidade). Secretaria Municipal da Saúde. Programa de Atenção à Saúde Mental – COAS/SMS. *Normatização de ações nos hospitais-dia de saúde mental*. Coordenação de Carmen Silvia Paes Loureiro Mazelli. São Paulo, 1995c.

SCARCELLI, I. R. *O movimento antimanicomial e a rede substitutiva em saúde mental: a experiência do município de São Paulo*. São Paulo, 1998. 149 p. Dissertação (Mestrado) – Instituto de Psicologia, Universidade de São Paulo.

SCHINAIA, C. et al. Il servizio di salute mentale come potenziale creatore di nuova cronicità. *Rivista Sperimentale di Freniatria e Medicina Legale delle Alienazioni Mentali*, vol. 107, n° 1, pp. 196-199, 1983.

SERPA JR., O. D. *A constituição de um olhar: a experiência clínica na medicina e na psiquiatria*. Rio de Janeiro, 1992. 269 p. Dissertação (Mestrado) – Instituto de Psiquiatria, Universidade Federal do Rio de Janeiro.

STEDMAN'S MEDICAL DICTIONARY. 25 ed. Rio de Janeiro, Guanabara Koogan, 1996.

TANTAM, D. & MCGRATH, G. Psychiatric day hospitals – another route to institutionalization? *Social Psychiatry and Psychiatric Epidemiology*, vol. 24, pp. 96-101, 1989.

TAPIA, L.E.R. & CONTEL, J. O. B. Experiência terapêutica grupal e reconstrução existencial de mundo do paciente: casuística em Hospital-Dia / FMRP-USP. *Jornal Brasileiro de Psiquiatria*, vol. 45, nº 10, pp. 581-584, 1996.

TASCA, G.A. *et al.* Treatment completion and outcome in a partial hospitalization program: interactions among patient variables. *Psychotherapy Research*, vol. 9, nº 2, pp. 232-247, 1999.

TAVARES, C.M.M. *et al.* Implantação do hospital-dia de Jurujuba: comunicação preliminar. *Jornal Brasileiro de Psiquiatria*, vol. 40, nº 4, pp. 177-181, 1991.

TEIXEIRA, M. O. L. Nascimento da psiquiatria no Brasil. *Cadernos IPUB*, nº 8, pp. 42-78, 1997.

VALETTE, J.M. *et al.* La chronicité à l'hôpital de jour en psychiatrie adulte. *L'Information Psychiatrique*, vol. 62, nº 6, pp. 729-735, 1986.

VENANCIO, A. T. A. *Sobre a "nova psiquiatria" no Brasil: um estudo de caso do hospital-dia do Instituto de Psiquiatria.* Rio de Janeiro, 1990. 216 p. Dissertação (Mestrado) – Museu Nacional, Universidade Federal do Rio de Janeiro.

WING, J. Institutionalism in mental hospitals. *British Journal of Social and Clinical Psychology*, vol. 1, pp. 38-51, 1962.

_____. Comment on Institutionalism and Schizophrenia 30 years on. *British Journal of Psychiatry*, vol. 160, pp. 241-243, 1992.

WINTERSTEEN, R. T. & RAPP, C. A. The young adult chronic patient: a dissenting view of an emerging concept. *Psychiatric Rehabilitation Journal*, vol. 9, nº 4, pp. 3-13, 1986.

ZUSMAN, J. A. Hospital-dia: uma perspectiva histórico-crítica. *Jornal Brasileiro de Psiquiatria*, vol. 41, nº 8, pp. 393-398, 1992.

_____. Hospitalização parcial no Brasil: em busca de uma identidade. *Jornal Brasileiro de Psiquiatria*, vol. 44, nº 2, pp. 63-66, 1995.

_____. Centro de atenção diária Luiz Cerqueira (IPUB): a formação de um modelo. *Jornal Brasileiro de Psiquiatria*, vol. 47, nº 3, pp. 119-123, 1998.